自然に産むってどういうこと？

これからママになる人に
伝えておきたい大切なこと

小松 とし子

はじめに

「あなたはどんなお産がしたいですか？」

25年前にめぐみ助産院を開業して以来、初めて当院を訪れた妊婦さんに、聞いています。

この本を開いている皆さんにも、同じ質問をしたいと思います。

どんなお産がしたいなんて考えたことがなかった……。病院に行ったらお医者さんがすべてちゃんと面倒を見てくれるのではないの？　そう思う人もいるかもしれませんね。

妊娠から出産まで、体にどのように変化があるのか、出産の兆候とは何か、陣痛がきたらどうすればいいか、そういったことは、世の中に本もたくさんあるので、1冊くらいは読んで、一通りの知識を頭に入れている人はいるでしょう。

しかし、いざ分娩台に乗って、まさに赤ちゃんが生まれようとしているときに、どんなことがおこるのか、詳しく書かれた本はあまりありません。「ものすごく痛いらしい」「切ったりするらしい」など、「お産は怖い」という刷り込みで不安になっている人も多いことと思います。

だからこそ、お産はどのように進むのか、自分はどんなお産を望むのか、しっかりイメージをしてほしい。お産を怖い、痛い、嫌なものと逃げないで、あなたがイメージする「いいお産」を自分で勝ちとってほしいのです。

では「いいお産」とは、何でしょうか。

「いいお産」の定義は人それぞれ違うと思います。

しかし確かなことは、いいお産をするためには、妊婦さんとその家族、そして私たちお産のプロが、信頼関係で結ばれることが大切です。新しい命を迎え入れることは、同じ時間を共有する者たちにとって、この上なく幸せでかけがえのない体験であるはずです。

「ほんとうによかった」と心から納得できるお産をするためには、どこで産むかはとても重要なポイントです。

もしあなたが、自然出産をしたいと思っているならば、自然出産ができるところを探すでしょう。ところが、自然出産といっても、どこからどこまでを〝自然〟出産と言うのかは、病院によって解釈が微妙に違っています。経膣分娩であればすべて自然出産だという解釈であれば、陣痛促進剤を使っても、会陰切開をしても、〝自然分娩〟ということになります。

陣痛の間、分娩監視装置をつけて身動きできない状態で待たされたり、両足を固定する分娩台での出産を〝自然〟ということに私は違和感を感じます。が、それでも経膣分娩であれば、広い意味では、自然出産ということになります。

はじめての出産を迎える人は、そういうことをよく知らないまま、分娩監視装置をつけられ、分娩台に乗せられ、点滴をされ、点滴液の中に陣痛促進剤を投入され、会陰切開（赤ちゃんが生まれやすいように、肛門と膣の間の会陰部と呼ばれる部分を切開すること）をされて、あれよあれよという間に産まされてしまった、というケースは案外多いのです。母子ともに元気なのだから、それで満足だという人もいます。しかし、イメージしていたお産と違った、自分が納得のいくお産ができなかったと、もやもやとした思いを抱えている人も少なくありません。

一人目の出産がなんとなく納得がいくものではなかった、二人目はもっといいお産をしたいと本やインターネット、口コミでいろいろ調べたすえ、当院を見つけて来る方がたくさんいます。

一人目から納得のいくお産ができれば一番いいのですが、初めての出産となると、何を基準にどんなところを選んだらいいのかわからないのが普通でしょう。


この本では、病院の探し方、お産の知識、妊娠中の生活の仕方など、あなたが「いいお産」を手にするために知っておいてほしいことを、思いつくままに紹介します。

私が、いいお産にこだわるわけは、いいお産は、いい子育てにつながり、ひいてはいい家庭を作り、いい人生へとつながると信じるからです。

出産を通して女性は、命の大切さ、将来のこと、環境のこと、食生活のことなど、いろいろなことを考えるようになるようです。出産をきっかけに、その後の人生が大きく変わる人さえいます。たかがお産、されどお産、というところでしょうか。

今、妊娠したらまずは病院へという人がほとんどで、助産院で出産する人は、全妊婦の100人に1人という貴重な存在です。

だからこそ、妊婦さん一人ひとりが納得できるお産を手助けできる助産院の良さをぜひ知ってほしいと思います。そして、自然なお産の素晴らしさを体験してほしいと思います。

私は助産師として、女性の心が少しでも楽になったり、明るい未来を夢見ることができるよう手助けしていきたいのです。

本書には、めぐみ助産院で出産をした方々が書いてくれた手記をたくさん掲載しています。私があれこれ話すよりも、実際に妊娠・出産を体験した人（中には、まさに産んだばかりという人の手記もあります）の生の声を聞くほうが、ずっとお産のことを身近に感じられるはずです。

一人でも多くの人が、すばらしいお産とすばらしい赤ちゃんにめぐりあえますように。本書がその一助となれば、これほど嬉しいことはありません。

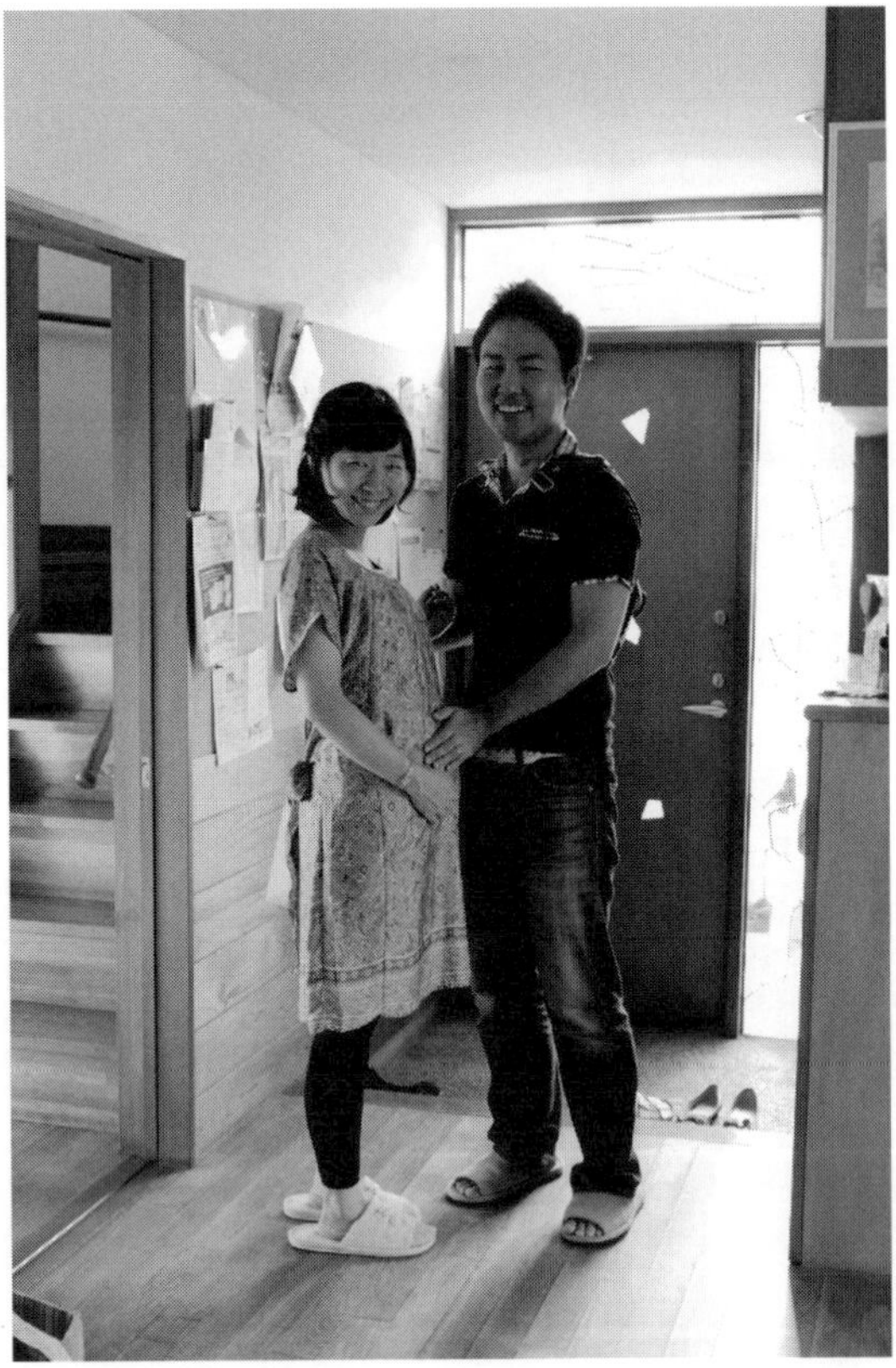

第4章　自然に産むための体づくり　111

第6章　いいお産からいい育児へ　147

第1章　いいお産って何だろう？

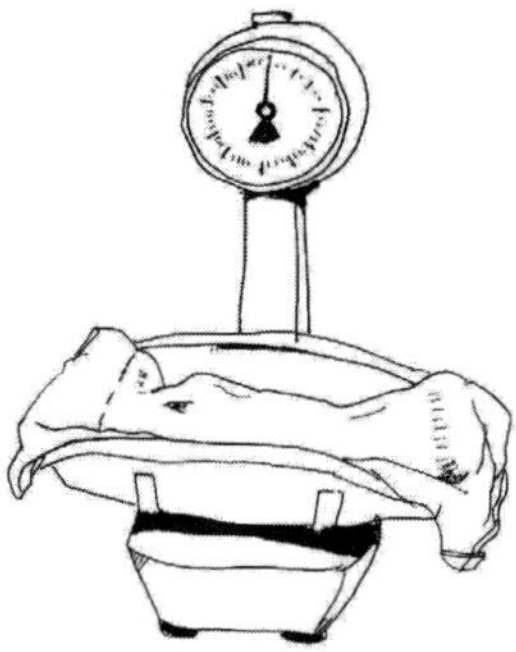

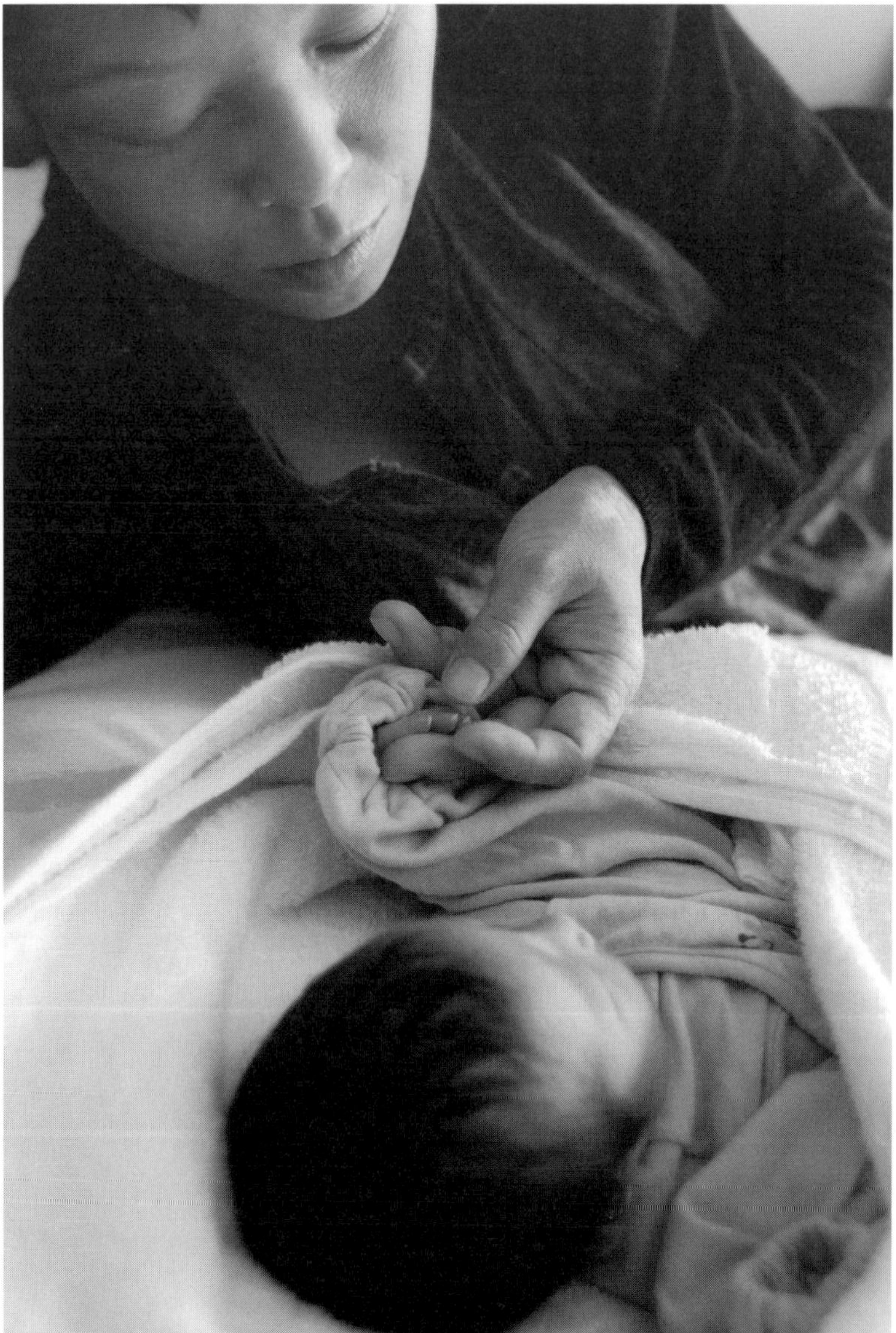

いまどきのお産事情

今の日本では、ほとんどの人が病院で出産をしています。１９５０年には95％の妊婦さんが、産婆さん（助産師）の介助を受けながら、自宅で出産していました。しかし、経済の高度成長とともに、めざましく医療が発達し、医療器械や薬を使ってお産を管理する、管理分娩という考え方が広がってきました。

新しいもの好きの人の間では、病院で出産することが一種のステイタスのようになり、どんどん病院で出産する人が増えていきました。１９６０年には、自宅と施設内（病院・診療所・助産院）での出産が約半数ずつ、１９８５年には、施設内での分娩が99％にまで増えています。みなさんのお母さん世代では、病院で産むのが当たり前という時代だったのではないでしょうか。若いお母さんの中には、産婆さんという言葉を知らない人もいるかもしれません。

病院、診療所、助産院を含む、施設内での出産が

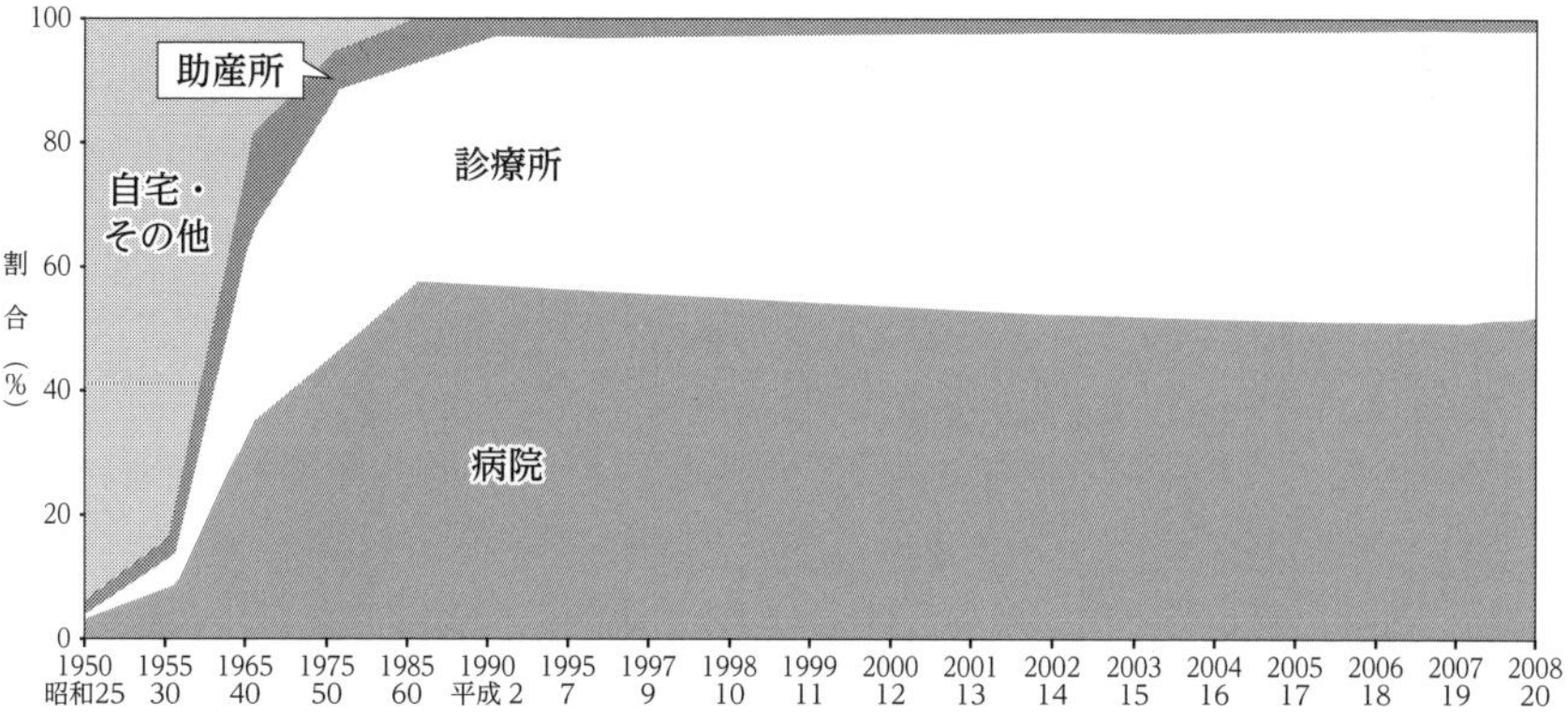

出生の場所別出生割合（昭和25年～平成20年）Live Births and Percentages by Place of Birth,1950-2008

『母子保健の主なる統計』（平成21年度刊行、財団法人母子衛生研究会編集、母子保健事業団発行）より

増えていると言いましたが、内訳を見ると、助産院での出産はごくごくわずかです。2012年には全出生数約105万件中、約104万件が病院や診療所で出産し、助産院での出産は約9000件。助産院で出産する人は、100人に1人もいないことになります。

産み場所選びのポイント

初めての妊娠を知った女性の多くは、まず、どこの病院に行こうかと考えると思います。近くの病院、有名な大病院、豪華な食事や個室が自慢の病院など、選ぶ基準はそれぞれでしょう。すでに述べたように、このときに助産院という選択肢を思いうかべる人はごくわずかです。

でも、ぜひその選択肢の中に、助産院を一つ加えてほしいと思います。

なぜ、助産院がいいのでしょうか。病院と何が違うのでしょうか。そもそも助産院って何なのでしょう。それはこれから詳しく説明しますが、どこで産むにせよ、産む前に、次のことはきちんと確認しておいてほしいと思います。

・自然に産むことができるかどうか
・出産のとき介助してくれる助産師はだれか（出産のときに主にお世話になるのは助産師さんです。医師の出番は、会陰切開から会陰縫合までのわずかな時間です）
・フリースタイルでお産ができるか
・母子同室ができるかどうか

・会陰切開をするかしないか（病院では初産の場合95％が会陰切開をします）
・母乳育児をすすめているかどうか
・立ち合い出産ができるかどうか

などなどです。すでに病院で産むことを決めている人も、これらについて一度、病院に聞いてみてください。

え？　そんなことを聞けるような雰囲気ではない？　お任せしていればいいと思っていた、聞こうなんて思ったこともなかった？　それはちょっと問題です。

お産というものは、だれかにお任せして産ませてもらうのではありません。あくまでもあなたが主体なのです。こういうお産をしたいというイメージをしっかり持って、そのためにはどうしたらいいか考えて、いいお産を自ら勝ち取るのです。

妊婦健診で病院や診療所に行ったら、出産のときに自分の赤ちゃんを取り上げてくれる人はだれか、その人は信頼できる人か、自分との相性はどうか、自分がこうしたいという希望を聞いてくれる人か、質問をしたら面倒がらずていねいに答えてくれるかどうか、ぜひ確認してください。話し方が頭ごなしで上から目線だったり、質問をされることを面倒がるような人だったら、あなたは安心して自分の身をまかせられないでしょう。

大きな病院だと、曜日ごとに担当医や助産師が変わる場合があります。あなたの出産に立ち会う医師や助産師は、その日初めて会う人かもしれません。これでは信頼関係を結ぶことは難しいでしょう。出産まで、担当医や助産師が変わらない「受け持ち制」を導入している病院もあるので、その点も確認しておきましょう。

家からの距離や施設・設備の良し悪しだけでなく、直感的に「ここで本当に、自分らしいお産ができるか」ということも判断材料として、加えてください。

ちなみに、初産の場合、陣痛が始まってから出産まで、何時間もかかりますから、家から近いということはそれほど重要な要素にはなりません。少々遠くても、納得のできるところを探しましょう。健診で通うのに近いほうがいいと思うかもしれませんが、月1回くらいの健診なら、遠出するのも気分転換になるし、いい運動になると思えばいいのではないでしょうか。また、助産院では大病院のように長く待たされることなく、予約通りの時間に診察ができるので、少々遠くても、かかる時間は結局短くてすみます。

余談になりますが、遠い、近いという判断は個々それぞれで、自分の行きたいところなら車で1時間以上かかっても近いと感じる人もいるし、行きたくない所はわずか5分でも遠いと感じる人もいます。めぐみ助産院にも遠くから通ってくる人はたくさんいますが、出産のときはさすがに不安だといって、臨月になってから近くのホテルに泊まり込んだ方がいました。当院に泊まり込んで出産を待った人もいます。〝いいお産〟のために、そこまでする人もいるのだと、こちらも気合が入ったものです。

自然出産のすすめ

出産とは、本来だれにでも備わっている自然現象であり、だれでも医療の手を借りることなく安全に出産ができるにもかかわらず、この〝自然に産む〟ということが、今、なかなかできない世の中になっています。

自然なお産とはどういうことでしょうか。私が考える自然出産とは、陣痛促進剤や、麻酔などの薬を使わない、会陰切開をしない、帝王切開をしない。すべての生物がみな持っている、自然に生まれてこようとする力に任せたお産のことです。

自然出産でお産をしたお母さんは、みな元気です。出産後2～4時間もすると、自分で立って歩いていますし、椅子に座ったり、正座して食事をしています。病院で会陰切開をしたお母さんだとこうはいきません。切った跡が痛くて起き上がるのも大変だったり、円座なしでは、座るなんてとてもではないけどできません。赤ちゃんを抱いて授乳することもひと苦労です。

赤ちゃんはみんな、自分で生まれる力を持っています。そして、お母さんも自然に赤ちゃんを産む力を持っています。

助産院のお産は、お母さんと赤ちゃんの持っている力、具体的には「分娩の3要素」＝①胎児および附属物（胎盤）、②娩出力（陣痛）、③腹筋の3つを、最大限発揮できるよう導き、じっくり待つお産です。

陣痛が長引いて赤ちゃんがなかなか出てこないとき、病院なら、陣痛促進剤を使ったり、会陰切開をしたり、帝王切開をすることもあります。そのほうが、妊婦さんにも赤ちゃんにも負担にならないからというのがその理由です。

しかし、何千人もの赤ちゃんを取り上げてきて思うのは、ゆっくり生まれてくる赤ちゃんには、それなりの理由があるということです。たとえば、へその緒が首に巻きついていて、急いで出てこようとするとへその緒が圧迫され、酸素が赤ちゃんに届かなくなるといったときや、赤ちゃんがお母さんの骨盤に対して少し大きくて、骨盤をなかなか通り抜けられないようなときです。赤ちゃんは自分が安全に生まれるために、また、お母さんに負担をかけないように、ゆっくりゆっくり産道を通って降りてくるのです。

赤ちゃんって本当にかしこいと感心せずにはいられません。

産みどきを決めるのはだれ？

少し前、病院でのお産が平日に集中していて土日のお産が少ないという統計が出て話題になったことがあります（21ページグラフ参照）。一方、助産院でのお産は、平日・休日関係なく行われています。時間帯も、病院では昼間のお産がダントツに多くなっています。助産院では、やや夜中から明け方のお産が多くなっていますが、だいたい一日にまんべんなく出産があることがわかります。

自然出産の場合、満月の日のあとや、満潮時の周辺にお産が集中する傾向があり、時間帯で言

出生曜日・時間・出生の場所別にみた平均出生数

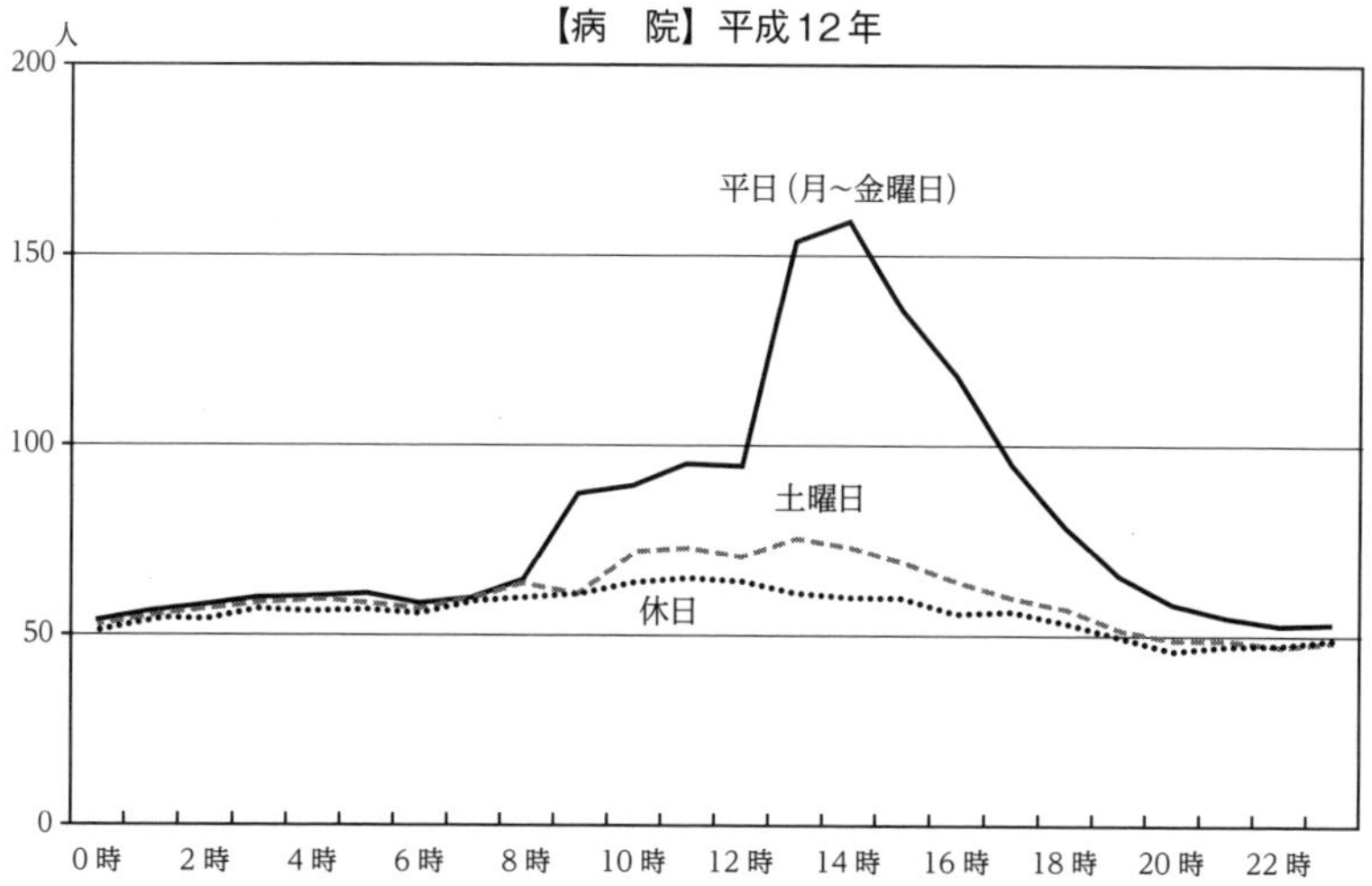

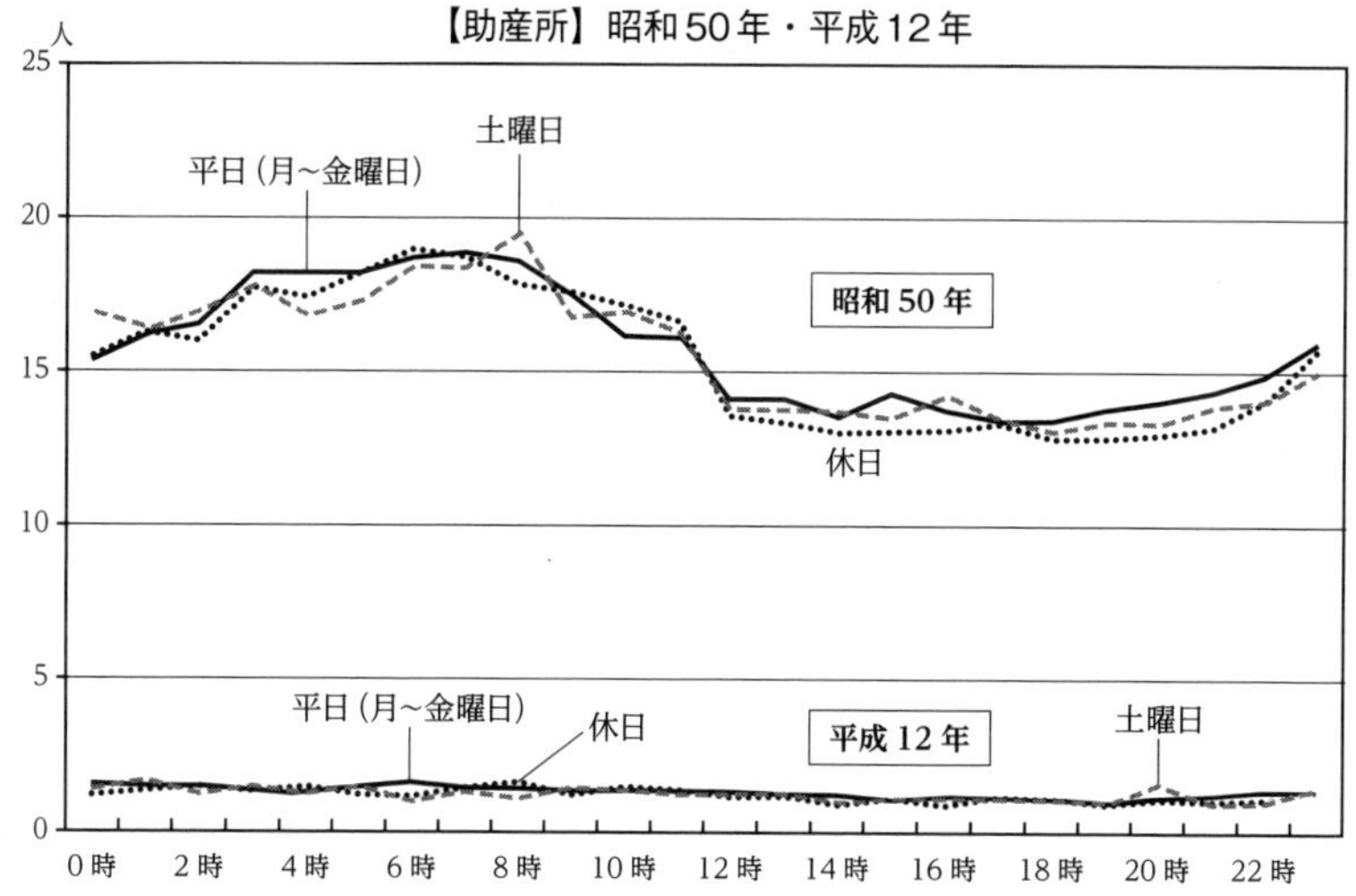

厚生労働省「人口動態統計特殊報告」

えば、夜中から明け方にかけてのお産になることが多いです。お産とは、自然のサイクルに合わせた営みなのだと納得させられます。

そう考えると、平日の昼間にお産が集中するのは不自然なのです。病院側の勤務体制で、平日や昼間は人手があるので何かあっても対処しやすいなどの理由から、陣痛促進剤などを使って、お産を操作しているのではと疑われても仕方がありません。また、陣痛促進剤を使用することで、特定の業界に億単位のお金が動くという事実も見逃せません。

つまり、病院の都合や経済の都合で産みどきが決められているわけです。

本当の産みどきを決めるのは、だれだと思いますか？

妊娠をして、最初の健診日に、予定日はいついつです、と言われますが、それはあくまでも目安に過ぎません。

本当の産みどきを決めるのは、赤ちゃんです。

赤ちゃんが、もうお腹の外に出ても生きていけるくらい十分に成長したときに陣痛がおこり、陣痛が子宮を収縮させ、赤ちゃんを産道へと導き、出産となるのです。また、早産などは、何らかの事情で胎内環境（お腹の中の状態）が悪くなると、赤ちゃんが自分の身を守るために早く外に出ようとして、陣痛を起こしたり、破水したりして、早めの出産となるのです。

助産院ってなあに？

助産師とは、厚生労働大臣の免許を受けて分娩の手助けを行う、あるいは、妊婦・褥婦もしくは新生児の保健指導などを行うことを職業とする者のことです。昔は、産婆（さんば）と呼ばれていましたが、１９４８年から助産婦、平成13年から助産師と呼ばれるようになりました。

助産院とは、助産師が営む正常出産専門の施設です。助産師は、医師ではないので医療行為を行うことができません。ですから、助産院を開業するためには、嘱託医療機関を持つことが医療法で定められています。嘱託医は、助産院に常駐しているのではなく、近所の開業医などがその役を担っています。助産院で、妊婦や褥婦、胎児や新生児に異常があった場合には、すみやかに嘱託医に連絡し、嘱託医が医療行為を行うことになっています。ただし、緊急の場合はこの限りではなく、嘱託医の指示のもと、助産師が緊急処置を行うことができます。

めぐみ助産院でも、破水したのに陣痛が来ない、微弱陣痛、回旋異常、癒着胎盤、出血多量など、助産院で自然出産をすることが困難と判断した場合に、救急車で嘱託医療機関や協力病院に妊産婦さんを搬送することが年に1、2回ですがあります。

せっかく助産院で産もうと決めて来た妊婦さんにとっては残念なことですが、お母さんと赤ちゃんの安全が第一です。また、そのようなことにならないように、日頃から、健康管理をしっかりして、自然に産める体を作っておくことはとても大事です。このことについては、後で詳しく述べます。

助産院のお産って？

助産院は、医療行為を行うことができません。原則として、薬を使うこともできません。ですから助産院でのお産は、赤ちゃんの生まれる力と、お母さんの産む力が頼りの、本当の意味での自然出産ということになります。

助産院で帝王切開はできませんし、会陰切開もしません。

多くの病院では、「会陰切開して早く赤ちゃんを出したほうが母子のためにいい」「自然に裂けてしまうより切開した傷のほうが早く治る」などの理由から、会陰切開が行われていますが、会陰が裂けないようにリラックスさせて、会陰を保護しながらゆっくりと赤ちゃんを取り上げるのが、助産師の大事な技術の一つです。

もし、お産が急激に進んだり、赤ちゃんの頭が大きすぎて会陰が自然に裂けてしまう（会陰裂傷）ことがあっても、切開よりも浅い傷の場合がほとんどです。縫う必要もなく、クレンメという小さい洗濯バサミのような留め具で留めておけば数日で傷はふさがります。自然裂傷の場合は、血管を避けて裂けるので大量に出血することもありません。

病院で会陰切開をした人は、傷あとが痛くて立って歩くことも、座るにも難儀していますが、めぐみ助産院で会陰切開せずにお産をした人は、お産の当日から普通に正座して食事をしています。お見舞いに来た人が、「本当に今日産んだの？」と驚くほど元気に動き回っています。

めぐみ助産院のお産は、フリースタイルです。足を固定する分娩台はありません。四つんばいでも、横臥位でも、座位でも、その人が一番楽な姿勢で産んでもらっています。夫が立ち会う場合には、膝立ちをして、夫に寄りかかるのもいいと思います。水中出産や自宅出産にも応じています。

赤ちゃんが無事生まれると、赤ちゃんをお母さんのおなかの上に載せ、初乳を飲ませます。赤ちゃんは驚くほどの力で乳首に吸いつきます。まだ母乳はほとんど出ませんが、のちに母乳育児を始めるためにも、できるだけ早く、赤ちゃんが乳首を吸うという刺激を与えたほうがいいのです。

胎盤を出し消毒などの処置が終わったら、母子ともに容態が落ち着くまで分娩室で2時間くらい安静にしてもらいます。出血もなく何も問題がなければ、赤ちゃんとともに入院室に移ります。助産院では、母子同室が基本です。また母乳育児を奨めているので、入院中から授乳指導や、乳房の手入れをしています。

病院で出産をした人で、母乳指導をきちんと受けないまま退院して、乳房がカチカチに張っているのに赤ちゃんがおっぱいを飲んでくれない、痛みに耐えかねて、めぐみ助産院をさがしあて、電話をかけてくる、ということがよくあります。

多くは、乳腺炎ではなく、うつ乳といって、作られた母乳がたまりすぎてカチカチに張っている状態です。乳房を温めながら、ゆっくり乳腺を開通させ、乳輪部がやわらかになり、乳頭が伸びてきたら赤ちゃんに吸わせせる。赤ちゃんののどが、ごっくんごっくんという音を出しながらよく吸っているようならもう大丈夫です。きちんと飲めているか、母乳量の測定もしています。

病院のお産って

すでに述べたように、多くの病院では、陣痛促進剤を使ったり、麻酔を使った無痛分娩を行ったり、あるいは、出産を長引かせて産婦を疲れさせないためという理由で会陰切開が行われたりします。また、フリースタイルではなく分娩台での出産、夫の立ち会いを認めていないなど、助産院に比べるといろいろな制約があります。

また、出生数の減少にもかかわらず、産婦人科医は慢性的に不足しており、病院での出産はどうしても流れ作業になってしまいます。そのため、思っていたようなお産ができなくて辛い思いをした、という人は少なくありません。お産は本来、素晴らしい体験であるにも関わらず、辛いお産の経験がトラウマになって、その後の育児にも暗い影を落としてしまうこともまた、少なくないのです。

病院での出産がどのように行われているか、上の子を病院出産したのちに下の子をめぐみ助産院で出産をした人や、病院からめぐみ助産院に移ってきた看護師さん、助産師さんから聞いた話をまとめてみましょう。

出産が月40例くらいの規模の病院では、助産師3名、看護師3名、医師1名でチームを組み、助産師や看護師は、医師の指示で仕事をします。せっかく助産師の資格を取っても、医師の指示なしでは動けないことが、医療法で定められています。

陣痛が始まると、産婦さんは、陣痛室に通されます。このときに、剃毛や浣腸、導尿をされる場合もあります。浣腸は、便が詰まっていると赤ちゃんが下りてくる妨げになるためです。また、いきみのときに排便してしまうことがあるので、赤ちゃんを汚さないようにするための処置です。導尿も同じ理由から。剃毛は、外陰部を清潔にするためと言われています。しかし、その根拠ははっきりせず、1985年にWHO（世界保健機構）が発表した「適切な産科技術に関する勧告」では、浣腸や剃毛は必要がないと記されています。この勧告には強制力はなく、剃毛や浣腸をするかしないかは、各病院の裁量に任されています。

さて、陣痛室では、分娩監視装置をつけて、陣痛の強さや間隔、胎児の状態を逐次チェックします。分娩監視装置をつけると自由に動けなくなり、病院によっては、この状態で、子宮口が全開大になるまで放っておかれることがあります。めぐみ助産院に来る人の中には、病院の陣痛室で、一人ぼっちでひたすら陣痛に耐えてさびしい思いをした、二度とあんな思いをしたくないという人は少なくありません。

子宮口が全開大になると、分娩室に移動し分娩台に乗ります。足を台にのせ、姿勢が固定されるので、楽な姿勢で産むということは難しくなります。

多くの病院では、産婦がいきみ始める時期になると、5％のブドウ糖500㎖の点滴をします。出血が多いときや、お産が進まないとき、その点滴に薬を入れます。

赤ちゃんの頭が見えてくると（排臨）、会陰部に局所麻酔のキシロカインという注射をしてハサミで会陰部を切り、赤ちゃんを取り出して、その周りにいる助産師か看護師に赤ちゃんを渡します。受け取る人をベビーキャッチャーと言います。

それまでの出血は少なくとも300㎖、多いときは、500㎖~1000㎖の出血があります。(助産院で自然に出産するときには、こんなに出血の量は多くありません。お産というと血だらけになるのではと思う人もいるかもしれませんが、めぐみ助産院では、ほとんど出血がない人もいます)

産まれたばかりの赤ちゃんを抱かせてくれる病院もありますが、たいていは、ちらっとご対面をさせてもらっただけで、新生児室に運ばれます。新生児室で観察のために2時間~24時間預かられたのち、お母さんに渡されます。このときに、授乳をさせてくれますが、お母さんは、体がだるい、会陰切開をして縫ったあとが痛い、などで、赤ちゃんを抱く気力すらない場合がありま す。それならと新生児室で赤ちゃんを預かってくれるのはいいのですが、その間に赤ちゃんは哺乳瓶に慣れてしまい、いざ母子同室を試みても、乳首を吸ってくれることによって、どんどん分泌するようになっていますから、この最初の段階で、赤ちゃんがおっぱいを飲んでくれないと、後の母乳育児は困難なものになります。入院中に母乳が止まってしまうことさえあります。

早ければ4日目、遅くても5日目で退院となりますが、入院中に、沐浴の指導や母乳指導をきちんとしてくれない病院も多く、退院してから一人でとほうに暮れるお母さんも多いのです。

もちろん、すべての病院がそうではありません。

自然出産の希望に応じてくれるところ、母子同室や母乳育児を奨励している病院もあります。

ただし、「自然出産と言いつつ、自然ではなかった」「母乳育児といっても実際は、1日数十分母乳タイムが与えられるだけだった」など、イメージしていたのとは違った、という声も聞きます。事前にきちんと質問をして疑問点をクリアにしておきましょう。あらかじめ、自分の希望を具体的にメモにまとめてから質問をすると、時間の短縮になりますし、医師の側も、答えやすいでしょう（左図参照）。

> 病院や診療所、助産院に質問をするときは、あらかじめ希望を書き出して、質問したいことを整理しておきましょう。
>
> （例）
>
> ・会陰切開はしたくないが可能か。
> ・陣痛促進剤はできるだけ使いたくないが可能か。どんな時に何を使うのか。
> ・お産のときの姿勢は自由に選べるか。
> ・夫の立会は可能か。どの段階で、どこまで可能か。
> ・初乳は飲ませたいが可能か。
> ・母子同室は可能か。24時間か、一日に数時間だけなのか。
> ・母乳育児を希望しているが、母乳指導はしてくれるのか。

母乳育児に関しては、ユニセフとＷＨＯが１９８９年に「母乳育児を成功させるための十カ条」を掲げ、これを守っている病院には「赤ちゃんに優しい病院（Baby Friendry Hospital/BFH）」

という称号が与えられています。病院探しの参考にするといいでしょう。

「母乳育児を成功させるための十カ条」

産科医療機関と新生児のためのケアを提供するすべての施設は

1　母乳育児推進の方針を文書にし、すべての関係職員がいつでも確認できるようにする。
2　この方針を実施するうえで必要な知識と技術をすべての関係職員に指導する。
3　すべての妊婦に母乳育児の利点と授乳の方法を教える。
4　母親が出産後30分以内に母乳を飲ませられるように援助する。
5　母乳の飲ませ方をその場で具体的に指導する。また、もし赤ちゃんを母親から離して収容しなければならない場合にも、母親の母乳の分泌を維持する方法を教える。
6　医学的に必要でない限り、新生児には母乳以外の栄養や水分を与えないようにする。
7　母子同室にする。母親と赤ちゃんが終日一緒にいられるようにする。
8　赤ちゃんが欲しがるときはいつでも、母親が母乳を飲ませられるようにする。
9　母乳で育てている赤ちゃんにゴムの乳首やおしゃぶりを与えない。
10　母乳で育てている母親のための支援グループ作りを助け、母親が退院するときにそれらのグループを紹介する。

医師の言葉を鵜呑みにしないで

医療の進歩は目覚ましく、早期発見、早期治療ばやりの昨今ですが、それが高じてたいしてリスクでもないことまで、先回りして回避しようとする傾向があるようです。出産に関しては特に、それを強く感じます。

昔は、出産は何も特別なことではなく、ごく普通の家庭の中で、自然にお産が行われてきたのです。健康な体であれば、よほどのことがない限り、だれでも自然に出産できるということを忘れないことです。今はいろいろな情報が氾濫していますが、「自分はちゃんと自然に産める」と信じて、不正確な情報に惑わされないようにしましょう。

医師の言葉であっても鵜呑みにせず、自分の体の声を聞いて、しっかりと自分で判断をしてください。

たとえば、めぐみ助産院に健診に来ている妊婦さんから実際に聞いたことですが、次のような医師の言葉をあなたはどう思いますか？

「あなたのお腹の赤ちゃんはとても小さく、胎盤の状況がよくないので、この先もあまり大きく育たないだろう。帝王切開で早めに出してあげて、ミルクで育てましょう」

仮に、本当に胎児が小さかったとしても、ミルクで育てるよりは、そのままお腹の中にいたほうが、さい帯を通じて直接栄養が届くのでよく育つはずです。もし胎盤の状態が本当に良くなければ、赤ちゃんのほうから、このままお腹の中にいるより外に出た方がいいと判断して早めに陣痛が起こるはずです。無理に帝王切開して出す必要などありません。

その他にも「お母さんが小柄だから」「持病があるから」「子宮筋腫があるから」「高齢だから」「一人目が帝王切開だったから」などの理由から「自然出産はリスクがある。帝王切開にしましょう」と医師から言われる場合があります。それでもどうしても自然出産がしたい、と思う人はインターネットなどで情報を集めて、自然出産をしている病院や助産院を探すわけですが（めぐみ助産院に来る妊婦さんもそういう方が多いです）、医師に言われるまま帝王切開に踏み切る人も多いと思います。

たとえば、高齢出産と言われたからといっても、同じ年齢でも若く見える人、ふけて見える人がいるように、人それぞれ健康状態も、体格も、体力も異なります。40を過ぎて初産であっても、持病があっても、小柄なお母さんでも、無事に自然出産をした人はたくさんいます。十把一絡げに「リスクがあるから帝王切開」と決めつけるのはおかしい。やってみれば自然に産めるかもしれないのです。お産の途中で、やはり自然出産は無理だ、ということになってから帝王切開に切り替えても遅くはないのです。今の高度化した医療現場なら、緊急医療の体勢も整っているので、それが可能なのです。

最近、厚生労働省が発表したデータで、日本ではここ20年で、帝王切開で出産する人の割合が、約19％と倍増していることがわかりました。帝王切開を繰り返すと、子宮摘出や、大量出血による輸血などの危険が高まり、次の妊娠で前置胎盤も起こりやすくなると言われています。そのため、世界保健機構（ＷＨＯ）では、帝王切開を10～15％に抑えるよう目安を示していますが、日本はその数値を超えているのです。些細なリスクを恐れるあまり、安易に帝王切開を奨める医師が増えていることと無関係ではないと思います。

一人産むたびに帝王切開でお腹を切られるのなら、女性がまた次の子を産みたいと思うでしょうか。少子化が問題になって久しいですが、安易に帝王切開を奨める医療の現状も、その一因と思えてなりません。

【体験談】病院のお産はイメージしていたのと違った

（加藤久美子さん　2001年6月　第2子出産）

第1子（T）は会陰切開し、2回いきんでつるんと産まれた女の子でした。体重は2395gと小さめでしたが41週で産まれたので元気!……なのに低体重というだけで保育器に入れられ、とても寂しい思いをしました。おっぱいは張るのに「黄疸が出ているのであげられない」と冷たく言い放たれ、退院するまで数回の授乳のみで、おむつ替えや沐浴の指導もなく、赤ちゃんを迎えての新生活は不安のみで、あっという間におっぱいは枯れてしまいました。

その後、本などで出産直後の赤ちゃんとのふれあい、母乳育児の大切さなどを知り、長女の育児は病院選びから間違っていたと後悔しました。Tが2歳の頃に、めぐみさんを知り、「次はここで……」と決心し、Tが5歳にしてやっと長年の願いが実り、お世話になることができました。

【体験談】もう病院では産みたくない
（塩野真由子さん　2008年5月　第3子出産）

5月13日、第3子Kは自宅リビングで、夫と2人の娘、2人の親友に見守られ、18時35分、産声をあげた。8年ぶり、3度目のお産。もう最後かもしれない……。納得いく自分らしい出産をと思ったとき「小松先生に自宅出産をお願いしたい！　でもうちまで車で1時間もかかるけど来てくれるかな……」

そんな不安も、先生の「自宅出産、いいね、うれしいねぇ〜」という言葉で吹き飛び、わくわく感に一変した。

わが家の3人の子どもたちは3人それぞれ違った形で生まれてきた。

10年前、長女を生んだ病院では、説明なしの点滴や、母子別室など、不信感があったけれど「こういうものなの?」と、それ以上疑問を持つことはなかった。次女妊娠のときも同じ病院に通い、37週のときにひどい貧血で「注射に通わなければ出産できない」と言われ、普段から薬を飲まない私は、そのとき初めて、「本当にここで産んでいいの?」と大きな不安と疑問を感じた。「ここでは産みたくない。でもどこで!?」

そんなとき偶然にも知人からすすめられた、めぐみ助産院でお産をした人の体験談集『100人のお産、100人の産声』に出会い、「ここしかない！」と確信。断られるのを覚悟の上で小松先生に電話をしたら「まず来てみたら？」と、37週の私を受け入れてくれた（本当、感謝です）。

たった4回の診察でお産となったけど、病院とは天と地の差。不安が取り除かれ、先生への信頼感があった。次女は、めぐみ助産院で、夫と当時2歳の長女と夫の母に見守られて生まれてきた。会陰切開なしだとこんなに体が楽で、産後すぐ赤ちゃんといっしょにいられる幸福感。かわいすぎてなかなか寝付けなかった。みんなといっしょの楽しくおいしい食事、すべてが満たされた出産だった。

そして今回、3度目の出産は、まったく普段通りの日常の中、夜勤があり不規則な仕事の夫と、子どもたち、忙しい友だち、そして小松先生みんなの都合が合うタイミングでやってきた。毎日のように子どもたちが、お腹の子に「みんながいるときに生まれてくるんだよ」と話しかけていたとおりだった。

当日、夜勤明けの夫と健診に行くと「今日かも」と。帰りに友人宅に寄って話し込んでいるうち、痛みが頻繁になり「間違いなく今日だ」と確信しながら必死で運転し、16：40頃帰宅。17時には10分間隔になり、めぐみに電話をし、友だちにメール。先生は準備をしてすぐ出るからとのこと。夫と子どもたちは、私を気にかけつつカレーを作り、私もカレーを気にしつつ陣痛に耐えていた。
17：30頃友人到着。あとは先生を待つだけ。いよいよ「いきみたい」と思い始める中、18：20、先生到着。到着するなり、友人一人は経過記録係、もう一人はビデオ係、それからはあっという間。18：35につるんと生まれてきた。（以下略）

【体験談】病院出産でしたが、納得できる、いいお産ができました
（林未香さん　2011年5月　広尾日本赤十字病院にて第3子出産）

オーストラリアで長女、次女を出産し日本に帰国した私たち夫婦。「子どもは3人欲しいね」と話していたので、3人目を授かった時は「やった!」と喜びました。
オーストラリアでは「産婦人科」という区分ではなく、産科の資格を持ったドクターが普通に妊娠の経過も診てくれます。よって診察台も病院の簡易ベッド。エコーも赤ちゃんに問題がなければ最低限の2回で、その他の検査も必要な時期に必要な所に行き検査をします。出産も病院で助産師さんと夫の介助のもと、自分の楽な姿勢で産めるフリースタイルで臨みました。生まれたばかりの赤ん坊はそのまま私の胸の上におかれ、夫がへその緒を切り、処置後に母親と一緒に部屋に戻りすぐに母子同室での育児が始まります。そんな出産が私の基準となっていましたので、日本での産科探しに少々苦労しました。

「フリースタイル出産」を探して色々な病院をあたりました。結局たどり着いたのは近所の助産院。このアットホームな場所で産めたらどんなにリラックスできるだろうかと夢が膨らみます。実は私は28歳の時に膠原病（全身性エリテマトーゼス）を発症しています。幸い3回の妊娠中は体調も良く、薬は飲んでいませんでしたが、またいつ発症するか分からない「持病」があるということで助産院の提携医の了承が必要とのこと。提携医に行き相談しましたが結果はノーでした。それでも諦められなかった私は、助産院の助産師さんに相談しました。

「だったらオープンシステムはどう？」

私にとっては最後の手段です。東京では日本赤十字病院で可能ということで、今度は広尾の日赤病院へ行きました。

「オープンシステム」というのは、妊娠中から助産院の1人の助産師さんが健診を担当してくれます。定期的に提携病院にも健診に行き、出産時は担当の助産師さんが付き添ってくれて病院の分娩室で出産をするというシステムです。産後は助産院に戻り、体調がよければ数日で自宅に帰ります。その後のサポートは助産師さんがしてくれるのです。

当時は夫が長期海外出張で相談相手もおらず、2人の子どもを連れての産科探しに疲れ、あきらめようかと思ったこともありました。「こだわりすぎたら、自分で自分の首をしめちゃうわよ」と言われたこともありました。でも助産師さんに話を聞いてもらい、親身に相談にのってもらえたことで自分を取り戻し、やはりそういう助産師さんに介助をお願いしたいと強く思いました。

結局私の場合は「経過も病院で見ましょう」と言われオープンシステムはかなわず、日赤病院で健診・出産をすることになりました。自宅から病院までの距離があるので出産に間に合わなかったらどうしよう……そんな不安もよぎりましたが「距離じゃないわよ。自分が産みたい所で産むのが一番!」と助産師さんの心強い言葉に不安もなくなりました。最終的にはやるだけやったことで納得ができ、「ここで産む!」と気持ちよく決断、出産前に気持ちもスッキリしました。

日本赤十字病院はユニセフ認定の「赤ちゃんにやさしい病院」ということで色々な面で充実しています。

大病院なので健診の待ち時間はありますが、助産師さんがたくさんいて助産師さんが活躍されている病院です。助産師外来もあり色々と相談にのってもらえます。助産師外来で助産師さんと話をするとホッとしたのを覚えています。

分娩室は色々な種類があり、私が使った部屋は「畳付き分娩室」でした。陣痛の間から畳の上で家族と過ごすことができます。汚れてもよい普段着でいけば、着替えずにそのまま出産に臨めます。私は夫と娘2人と一緒にひと晩過ごし、着て行ったワンピースのまま、家にいるような雰囲気で出産に臨むことができました。大きい病院ですので助産師さんは時間帯で変わりますし、1人の助産師さんに妊娠期間中も通してみてもらうことはできませんが、私の出産と産後を担当してくれた若い助産師さんは気持ちの行き届いた介助をしてくれました。

3人目の出産にして初めて赤ちゃんが降りてくる感覚があり、赤ちゃんと一緒に頑張っているんだなと感じました。いよいよという時にベッドに横になった格好のまま、2〜3回のいきみで赤ちゃんがスルっと生まれてきました。

立ち会った4歳の長女の「5人家族になったね！」の言葉に若い助産師さんが感動していたのを思い出します。母乳を飲んでいる赤ちゃんや、助産師さんが行う赤ちゃの処置も興味津々で見ていた長女は、私の次に生まれたてほやほやの赤ちゃんを大切そうに抱っこしました。子どもたちの立ち会いを強く望んでいたわけではなかったのですが、幸い病院に行った時間帯が夕食後だったので家族全員で病院に向かい、結果立ち会うことができました。

家族全員に見守られて誕生した三女、みんなにかわいがられています。上の2人のへその緒を切った夫は、三女の時はそれができずに少々不満げでしたが、新しい命を迎える貴重な時を家族全員で共有できてよかったようです。

余談ですが、私の妊娠後期はあの3．11の震災の頃でした。余震が多くて眠れなくなり、山口の実家に避難。「もしかするとこのまま実家の近くで産むことになるかも」と近くの産院にもかかりました。そちらの産婦人科の院長先生も妊娠8カ月の私を快く迎えてくださり、「こっちで産んでも、東京で産んでも大丈夫だからね。心配しないでいいよ」と言ってくださったのです。その言葉と先生の笑顔に安堵感を覚えました。

病院の産科も探せば自分の希望に沿える所が見つかると思います。

でも大切なのは「どんな出産がしたいか。私がどうしたいのか」自分自身ときちんと向き合い、そして動くこと。自分で考え決断できれば、病院での出産も満足いくものになるのではないかと思います。私は3人目の出産が一番心に残る最高の出産となりました。

でも可能ならばもう1人、助産院か家で産んでみたい気もします。

めぐみ助産院の考え方

私はいい助産師とは、妊婦さんが「産ませてもらおう」ではなく、「自分で産むんだ！」と思えるように導いてあげられる人のことだと思っています。

以前、めぐみ助産院でお産をした人の体験談を集めて『100人のお産、100人の産声』（本の泉社）という本を出しました。その本を読んで、めぐみ助産院に来てくれる人も多いのですが、ときどき「小松先生ならいいお産をさせてくれると思って……」という人が来ます。そんなとき私は、「私がお産をさせてあげるのではない。あなたが産むんですよ。あなたが努力して、いいお産を勝ち取るんですよ」と言います。食生活や普段の生活のことについても、けっこう厳しいことを言うから、それで恐れをなして次から来なくなる人もいます。

だれにでも自然に産む力は備わっていますが、人頼りではできません。産むのはあなた。助産師は、支援をするだけです。

健康な赤ちゃんを産むために、食事に気をつけて、適度な運動をして、健康な体を作っておく。そのくらいの努力ができないようでは、私も自信をもって支援しますとは言えません。

めぐみ助産院にはじめて来た人のほとんどが「何かあったらどうするんですか？」と言います。そんなとき私はいつも「そんなときのために、病院と契約しているし（助産院は嘱託医療機関がなければ開業できないことになっています）、普段から赤ちゃんと自分にとっていいことをしていれば、そうそう異常にはならないのよ」と言ってきました。

助産師という仕事は、赤ちゃんとお母さんの命を預かる仕事です。妊婦さんとの信頼関係がなければ絶対にできない仕事ですし、人を信じなければできない仕事です。妊婦さんとその家族、医者、スタッフが協力しあって、はじめていいお産ができます。信頼関係なくして楽しい社会生活はできません。お産だって同じなのです。

めぐみ助産院は、産んでおしまいではなく、産んだ後もつきあえる助産院でありたいと思っています。私が取り上げた赤ちゃんはみんな自分の子どものような気がするのです。ときどき、なにかにかこつけて、食事会を開催しては、成長した子どもたちを見せてもらうことが何よりの楽しみです。

退院前に、産婦さんのパートナーや家族を呼んで、お祝いの食事会をするのも、めぐみ助産院の恒例イベントです。カップルのなれそめを聞いたり、どんな仕事をしているのか、日頃どんなことを考えているのか、人生観などなど、いろいろな話を聞かせてもらうのが好きなのです。

退院後は、赤ちゃんとのあわただしい生活が始まります。その前に一日くらいは、みんなで揃っておいしいものを食べて、ゆったりと過ごしてほしい。そんな思いも込めて続けています。

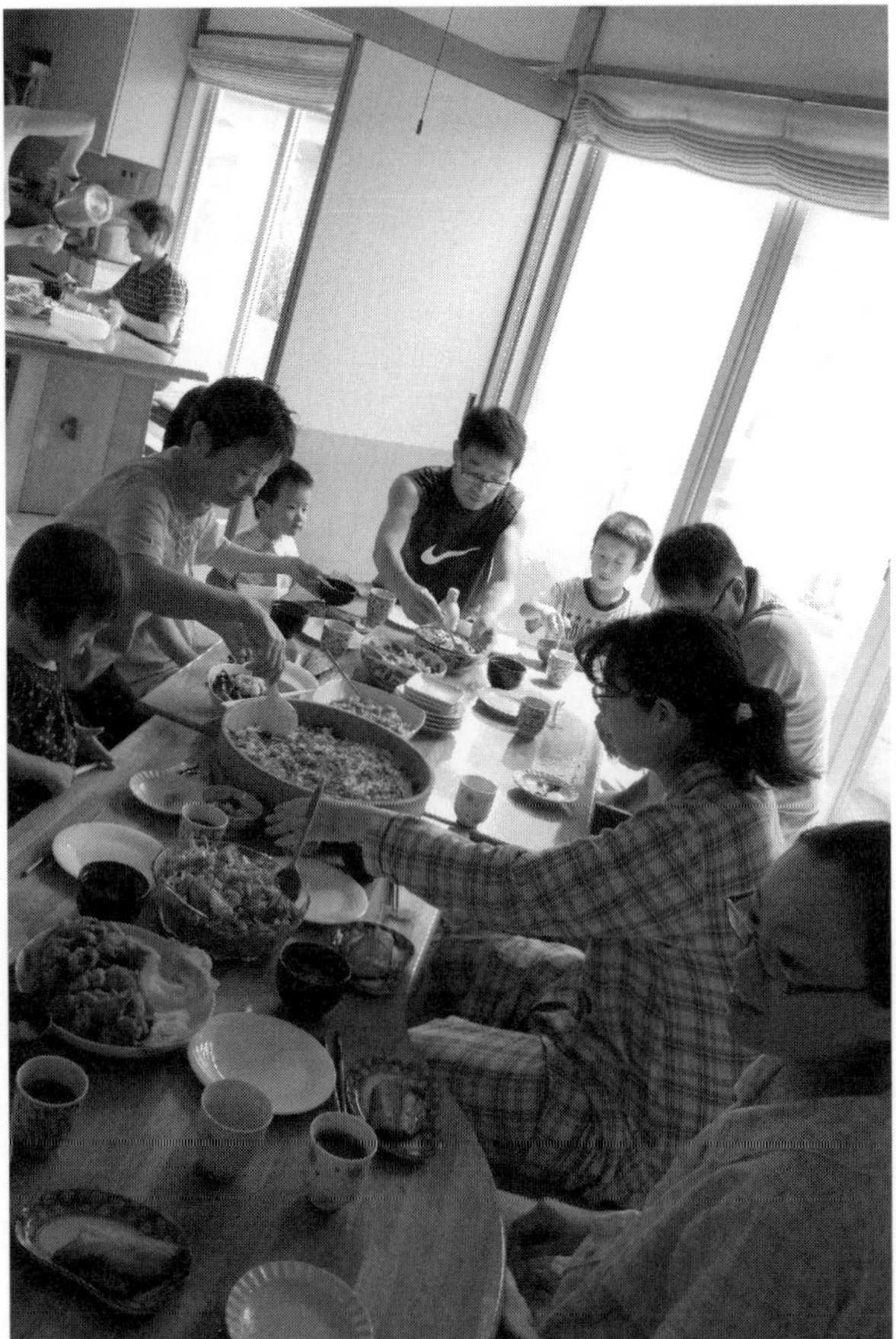

【体験談】めぐみで産んでよかった

（君澤教子さん　2002年9月　第1子出産）

36歳という高齢で初めての妊娠。当たり前のように職場近くの病院に通い、何事もなく5カ月になりました。しかし、6カ月頃からは気持ちがふさぎ込み、毎日泣いてばかり。食事もとれなくなってしまいました。理由はいろいろ考えられました。

①母の入退院、そして死を経験し、病院への拒否反応があった
②病院で見た産婦さんが辛そうで、幸せそうに見えなかった
③病院は母子別室なので、退院後自分の子どもという自覚が持てるか不安
④身内のごたごたでストレスを感じていた

　精神的にもぼろぼろになり、薬に頼る一歩手前でした。どうにか変わりたくて散歩ばかりしていました。そんなときに知り合った人から、めぐみ助産院を紹介していただいたのです。はじめは助産院に対する不安もありましたが、幸せそうな妊婦さんに会い、小松先生のお話をお聞きして、「ああ、私はここで出産するんだ、小松先生についていこう」と決めました。

【体験談】助産院で産んでよかった
（木下由季さん　2002年　第2子出産）

第1子のTのときに、「病気じゃないのに病院に行くのはいやだ」と電話帳で見つけたのが、めぐみ助産院。大満足の出産でしたし、それが当たり前だと思っていました。でも、あとになっていろいろな人から話を聞くと、満足なお産ばかりではないことがわかりました。（中略）出産なんて二度としたくないと多くの人が言うのに、私はめぐみでだったら何度でも産みたいと思うのです。

　これってなぜなんだろう、と出産後ずっと考えていました。出産は人生の中でも一大事のはずなのに、ここでは、通院、出産、入院のすべてが特別なことではなく、生活の一部のようにリラックスできたこと。そして、死ぬほど（いや、それ以上）痛い思いをして産んだ赤ちゃんを初めて抱いたときの、ずっしりとした幸福感。もちろん、自分で産んだという実感。自慢したくなるほど素敵な出産ができたので、子ども好きとは言えない私でも立派に育児をしていけそうだとどこかからわいてくる自信、そして責任感。これらを毎回楽しめると期待できるからでしょうか。

めぐみでお産をした人は、よく「これで最後と思っていたけど、あと一人産みたくなった」と言ってくれます。それだけいいお産ができたということなのでしょう。私もとても嬉しくなります。

ですが、一般的には、「今の経済状況を考えると、一人で十分」とか、「今の住宅事情では、これ以上子どもはいらない」と言う声のほうがよく聞かれます。

でも私は、「もう子どもは○人まででいい」と思う目安があるならあえてそれプラス一人多く産んでほしいと思います。なぜなら、今の経済状況や住宅環境がずっと続くとは限らないからです。不思議なもので、赤ちゃんがふえて家が手狭になると、もっと稼いで広いところに移ろうという気持ちが自然と働いてがんばれるのでしょうか、以前よりよい環境に引っ越していく人が多いように思います。りっぱな家を新築する人もいます。昔から「赤ちゃんは、お金をつれて生まれてくる」と言われるとおりです。

また、少ない子どもを、手をかけて育てるよりも、ちょっと不自由をさせる。「子どもが少なければ、もっといろいろなことがしてあげられたのに」くらいのほうが、ハングリー精神というのでしょうか、強い子が育つと思います。

母子同室

めぐみ助産院では、赤ちゃんが生まれたその日から母子同室です。

病院でも母子同室をうたっているところはありますが、実際には24時間のうち数時間だけというところもあるようです。事前に確認しておいたほうがいいでしょう。

5日間の入院期間は、少しずつ赤ちゃんとの生活になれて、退院後もスムーズに育児ができるための大切な準備期間です。つねにそばにいて、欲しがるときにいつでも母乳を与えることで、母乳育児もスムーズに始められます。おっぱいは飲ませれば飲ませるほど出るようになります。

母子別室では、赤ちゃんに頻繁に母乳を与えることができないので、母乳が溜まって苦しい思いをしたり、母乳の出が悪くなることもあります。

母乳は、赤ちゃんにとって完全な栄養食品です。特に産後1週間前後までの初乳には、免疫抗体や、抗菌性物資がたくさん含まれています。初乳を飲ませていれば、ウイルスに感染することはありませんから、大きな病気にかかることはまずありませんし、誕生後半年くらいは風邪をひくこともほとんどありません。ですから、衛生のためといって、赤ちゃんをお母さんから引き離し、新生児室に入れる必要はないはずなのです。あくまでも、赤ちゃんを新生児室に入れるのは、病院側の管理上の問題ではないかと思います

立ち会い出産について

「立ち会い」出産という言葉、実はあまり好きではありません。「立ち会う」というと、なんだか傍観者みたいで、めぐみ助産院の実態には合っていない気がします。むしろ協力出産という言

葉のほうがしっくりくるでしょうか。

立ち会うというと、血まみれの修羅場みたいな場面を想像して腰が引けてしまう人もいると思いますが、自然なお産では、出血はほとんどありませんし、ベッドが汚れるようなこともありません。当院で出産した人からは「お産ってこんなにきれいなものなんですね」とよく言われるくらいです。出産に立ち会ったことがトラウマになって、インポテンツになってしまうのでは、という話も聞きますが、めぐみではそういう人はいませんし、むしろ、絆が深まったという人のほうが多いのではないでしょうか。

パパさんには、病院みたいに、手を消毒してとか白衣を着てとか言いません。普段着のままで分娩室に入ってもらって、お母さんの枕元に座って、手を握ってもらったり、声をかけてもらったりします。いざ赤ちゃんが出てくるというときには、いっしょに呼吸法をしてもらいます。

妊婦さんの足元に立って真正面から見物みたいなことはしていません。私もいやですし、さすがにそれは男性にはショックが大きいかと思います。

子宮口が全開大になって、いざ赤ちゃんが出てくるという段階になると、「あれ取ってきて」とか「これ記録して」とか、私が次々にパパさんお願いをするから、夫のほうもゆっくり見物している暇はありません。最初は立ち会う気がなくて、外で待っているパパさんも、「ちょっと手伝って」なんて私が呼ぶものだから、気が付いたら立ち会っていた、ということもよくあります。でも、

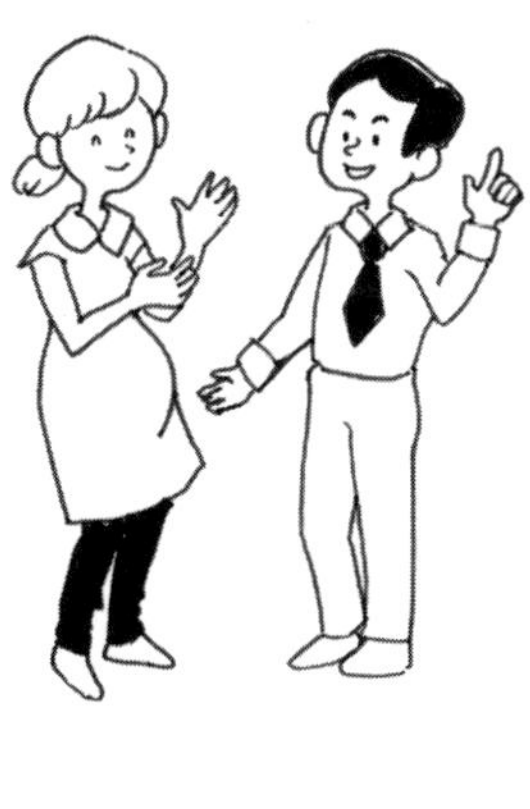

後で聞いたら、立ち会ってよかった、分娩室の外でハラハラしながら待っていたり、そばで何もできなくてぼーっと立っているよりも、バタバタしながらも何か手伝っているほうが気が紛れてよかった、とみんな言います。いっしょになってお産を乗り越えたという気持ちがするんでしょうね。

上のお子さんも立ち会わせたいといって、連れてくる人もいるし、立ち会わせるかどうか決めていなかったけど、そのまま立ち会ったというお子さんもいます。みんな、子どもなりに、自然に赤ちゃんの誕生を受け入れているようで、それはすごいなと思います。

人の誕生に立ち会うということは大変なことで、立ち会った人たちを見ていると、その日以来、人生観とか、価値観とか、人に何かしらの影響を与えてしまうものだと思います。

「今まで、好き勝手なことをして生きてきたから、もういつ死んでもいいと思っていたけど、産まれてきたこの子を見ると、妻とこの子のために少しでも長く生きたいと思うようになった」と言うパパさんもいました。息子のお嫁さんのお産に立ち会って、「こんな大変な思いをして孫を産んでくれたお嫁さんをもっと大切にしないといけないと思いました」というお姑さんもいましたね。

上に障害のあるお子さんがいて、その子はもう7歳になるのにおムツが取れていなかったのですが、出産に立ち会ってから、急におムツが取れた、言葉も増えてよくしゃべるようになった、ということもありました。子どもなりに、「自分はお姉ちゃんになったんだ」という自覚がそうさせたのかもしれません。

【体験談】自宅で家族みんなに見守られて
（守澤郁美さん　2012年　第3子出産）

3人目、待ちに待った女の子の誕生です。

上2人の子は病院での出産でした。3人目ができたかも……と思ったとき、私はネットで「助産院」と検索していました。そのときに、めぐみ助産院を知りました。

分娩台に乗り、すべてが事務的に進んでしまう病院ではなく、助産院で、産まされるのではなく、産む幸せを感じたかったのが一番でした。

そして、実現できました。本当に素晴らしい、いいお産ができたと思っています。

パパは立ち会う予定でしたが、上の男の子ふたりは、立ち会い出産をギリギリまで悩んでいました。

長男は病院で次男の出産に立ち会ったのですが、生まれてきたときの感動はあったものの、血にまみれた状態や、いろいろなことにドキドキした記憶のほうが大きかったのだと思います。

でも、とし子先生が「せっかく一緒に来ていて見ない理由なんて何もない！」と子どもたちと義母を入室させました。もちろん主人も。

とっても安産で、一回のいきみですぽ——んと娘、登場！

血なんて……どこ？　お産ってこんなにきれいなものなの？

娘が私たち家族のもとへ元気にやって来てくれたこと、その瞬間をみんなで共有できたこと、本当にすべてに感動です。先生のアシストがなければ、大切な瞬間を子どもたちに見せてあげられるチャンスを逃してしまうところでした。感謝です……。

パパとお兄ちゃんたちが家に帰り、三人で出産のときの話をしたそうです。

長男は「ママは3回も産んでいるんだよね！　すげ～」

次男は「赤ちゃんが産まれてくるところ見られてよかった！」

と、それぞれの中で、とてもよい体験になったようです。お兄ちゃんたちの成長にも、ものすごく大きな意味があったと確信しています。家族みんなが大きな体験を共にできました。

私の一生の宝です。

【体験談】迷ったけど、上の子も立ち会ってもらった

（木下由季さん　2002年　第2子出産）


第2子のときも、めぐみ助産院で産めることがとても幸せなことだと、楽しみにしていました。

今回は、3歳になったばかりのTも立ち会っての出産。通院のときはTも一緒に心音を聞

き楽しんでいましたが、いざ立ち会うとなると怖がるのではと心配もありました。しかし、まさに案ずるより産むが易し。真夜中なのにぱっちり目を覚まし、お風呂（水中出産だったので）のふちまできて応援してくれました。これには夫もびっくり。そして、産まれたとたん、「かわいいね」とほおずりしたりキスの嵐。この先もずっとかわいがってくれそう。「赤ちゃん、頭からこうやって産まれたの」と産まれたときのようすを再現してくれるほど嬉しかったようです。やっぱり今度もめぐみで産んでよかった。

自宅出産

1人目、2人目をめぐみ助産院で産んで、次の子は自宅で産みたい、というお母さんは最近増えています。いわゆる自宅出産、助産師から言えば、出張出産ということになります。

自宅出産のいいところは、いつもの住み慣れた家なので、リラックスできて、お産が進みやすいということと、入院するとなると上の子たちの面倒をだれかに見てもらわなければならないけど、自宅ならその心配がいらないことです。そして、一番の利点は、赤ちゃんが生まれたら、その日からすぐに家族みんなで、川の字になって眠れることではないでしょうか。

陣痛がきても、自宅なので、そのまま普段と同じ生活をしてもらって、陣痛の間隔が10分おきくらいになったら電話をしてもらいます。お産に必要な道具を持って、妊婦さんの家に駆けつけます。

すぐにお産にならないようだったら、お風呂にはいってもらったりしますが、そうするとぐんぐん子宮口が開いて、そのままお産になることもあります。

部屋が汚れるのではと心配する人がいるかもしれませんが、自然出産ではほとんど出血はありませんし、お布団の上に、使い捨てのお産シートを敷いてお産をしますから、汚れることはありません。

【体験談】 自宅出産をして
（望月雅美さん　2008年　第3子出産）


とにかく温かくて楽しくて贅沢で、素敵なお産でした。こんなに家族と協力し合っていっぱい笑った産後は今までなかったです。

私が自宅出産を選んだ理由は2つありました。

一つは入院したくなかったから。

これまでに出産で2回、悪阻で1回入院したのですが、そのたびに、実家から来てくれる母や夫が慣れない家事育児に疲れていたり、娘たちが理由もなく熱を出したり。申し訳ないなと思いながら、どうすることもできませんでした。まだおしゃべりのできない娘が、私のいない椅子を指さして泣いていると聞いたときは辛かったです。寝たままで何もできなくても、できれば家にいたいと思いました。

今回、産んだその日に赤ちゃんを右手に、長女を左手に抱っこして寝られるのが嬉しかったです。生まれたばかりの赤ちゃんを囲んで家族で雑魚寝なんて、できそうでできなかったことです。大騒ぎしながら夫と娘たちで、幼稚園のお弁当やごはんを作ってくれたのですが、一人個室で食べるフルコースよりもありがたく思いました。

もう1つの理由は単なる好奇心です。

自宅出産はいい、と聞いても正直何がいいのかピンと来ていませんでした。私もまだうまく説明できないのですが、実際体験して、本当に「よかった」と思います。日常生活の延長上で出産し、そのまま子育てへと続くのがいいのかもしれません。

妊娠・出産は病気じゃない。自然に授かったものを、医療に頼らずこうやって自然に産むこともできるんだということに、今さら気づかされた気がします。

娘たちが、出産場面を自然に受け入れてくれたのにもびっくりしました。その流れか、娘たちは当たり前のように、赤ちゃんを受け入れて、喜んで面倒を見てくれます。4歳の長女はへその緒を切り、2歳の次女は毎日沐浴を手伝う中で「自分たちの赤ちゃん」という意識を持ったようです。

「ママが普段の体ではない」ということも理解しているのも嬉しいです。夫のサポートと娘たちの応援の中で出産、その後も毎日お祭り騒ぎ。往診のたびにわが家は笑いに包まれていました。今回の出産は、家族みんなの一大イベントとなりました。

これもすべて小松先生のおかげです。陣痛の間隔はなかなかせばまらなかったのですが、電話越しの私の声で判断してすぐに来てくださったおかげで無事間に合って、取り上げていただくことができました。いきみ逃しや、いきむときなど、ここぞというタイミングでわかりやすい指示が出て、出産も今までで一番ラクでした。

おっぱいケアも最高でした。長女のときに、不眠不休で1カ月、かさぶただらけの切れた乳首をくわえさせ、体重が増えず、産院でミルクを足しなさいと言われた苦い思い出があります。今回、詰まっている乳腺を見つけて一瞬で開通させ、ガチガチのおっぱいを解消してくださったときは本当にびっくりしました。先生に「本当は出るおっぱいなんだよ」と言われたときも涙が出ました。その後も今のところ、おっぱいのトラブルはありません。おっぱいが足りていると、赤ちゃんってこんなに寝るものなんですね……。

この機会を作ってくれた先生と家族、赤ちゃんに感謝しています。

【体験談】自宅出産に立ち会った夫の気持ち
（望月剛志さん）

3姉妹の父になったが、幸いにも、彼女たちすべての出産に立ち会うことができた。

長女は妻の実家の近くにある病院。出産日が決まっていたので、「今日からお父さん」と心の準備をしていたつもりだったが、長女が出てきたとき感動というよりも「本当にこれから俺はお父さんなの?」という感じであった。

次女のときは、家の近所の病院。出産時は長女を義母に預けて妻と2人で病院に向かい出産した。2人目ということでもあり、感動する余裕はあった。

上の子2人とも、病院出産でなんとなくの安心感はあったが、なんだかお店とお客の関係に近く、子どもを取り上げてくれた先生の顔も印象に残っていない。

3人目は自宅の和室。小松先生が来てから30分に満たない出産。

妻の手を握りながら、子どもたちが暴れまわらないかと心配で感動するひまはなかった。出産はあまりに短い時間だったが、子どもたちが「がんばれー」と応援をし、家族みんなで出産というイベントを乗り越えたという達成感があった。

また、違和感（?）を感じたのが、出産後に赤ちゃんがすぐそこにいること。次女までは、赤ちゃんには、しばらくの間病院に会いに通うものだと思っていた。でも、隣に赤ちゃんがいる。「そういえば、アフリカの動物も赤ちゃんを産んだあと、すぐに一緒に生活しているんだよなぁ」と改めて、人間も動物であることを感じた。

健診、出産、その後の小松先生のフォロー、すべてが病院出産のときと違い、先生と相互理解ができている満足感があった。知らない先生に自分の子どもを取り上げてもらい、知らない看護婦さんに1週間がかかりで新生児室で面倒を見てもらうのが当たり前だったので、小松先生の身の上話を聞いたりして、わが子を取り上げてくれる人のことを知ることができたのも新鮮であった。おそらく小松先生の顔は忘れないでしょう。

自分にとっての「いいお産」をイメージして

繰り返して言いますが、お産は、だれかにしてもらうものではありません。あくまでも主体はあなたです。あなたが、こんなお産をしたいというイメージをしっかり描いて、「いいお産を勝ち取ってほしい」と思います。

めぐみ助産院に来る人の中には、「こうしたい」というイメージをしっかり持って、このときにはこうして、ああしてとリクエストをしてくれる人がいます。

私はいろいろとリクエストを出してくれるほうが、嬉しいし、やる気になります。その人が、「こうしたい！」という強い意思を持ってお産に臨んでくれることが何より嬉しいのです。

【体験談】私なりにイメージした「いいお産」
（白鳥淑美さん　２００８年２月　第２子出産）

３年前、初めての出産場所をどこにしようか……とあちこちの病院、クリニックをさまよった末、めぐみ助産院にたどり着いた。助産院での出産も入院も快適で何の不満もなかったが、二人目は自宅でと心に決めていた。一人目のときに、マンガ家・桜沢エリカさんの『贅沢な出産』（新潮社）を読んで影響を受けたのだ。

でもさすがに一人目では自信がなかった。しかし、長女を大安産で産んでいい気になった私は、今回妊娠してすぐ、家で産むわよ、と宣言した。夫は最初はあまり乗り気じゃなかったようだが、健診に一緒に来て、自分で小松先生に不安に思っていることを質問し、納得したようだ。

自宅で出産、もう何でもアリだ。小松先生にいろいろなリクエストを出しておいた。さぞかしうるさい妊婦だったことだろう。

一つめは水中出産。めぐみ助産院で水中出産をした人は、口をそろえて「楽だった」と言っていたからだ。

もう一つは、私にへその緒を切らせてほしいということ。「へその緒を切るというのは、人生の門出を祝うテープカットだ」と聞いたことがある。ならば、私の手で送り出してやりたい。

そしてもう一つは、生まれてすぐに子どもを私のお腹の上に載せて、自分でおっぱいにたどり着くまで計測を待ってほしいというもの。あるマタニティクラスで見たビデオで、「自然出産で生まれた子は、自分で母親のおなかの上を這って、おっぱいを探し出して吸う」というのがあった。それを試したいと言った。どれも小松先生は快諾してくれた。

本番は、春一番が吹き荒れた2月25日の深夜にやってきた。チクチクした痛みとお腹の張りを感じた。これは体が冷えているのかもと思い、お風呂に入った。それが陣痛だとは思わなかった。ところが小一時間ほど汗を流していると、とたんに激痛がどかどかと押し寄せてきた。髪を拭くことすらできない。お風呂に入るとお産が進むというのは本当だ。だらだらしずくを垂らしたまま、四つんばいで夫が寝ている部屋のドアをたたき、「来た〜」と叫ぶ（あとで夫は、まるで映画「リング」の貞子のようだったと言っていた）。そのときすでに陣痛は2、3分おき。小松先生に電話をすると15分で到着。

お風呂で水中出産するはずが、掃除が間に合わず、私は倒れこんだリビングで産むことになった。横向きに倒れこんだので、そのままの体勢でいきんでいいという。7、8回いきむと、お尻から風船が出てくるような感じがあって、バッシャ〜ン！と破水。気持ちいい。そこで、ひょいっと片足を持ってもらい「痛い〜！」と叫んで間もなく、にゅるんと出てきた。小松先生が到着してわずか20分くらいのことだった。横臥位で産むなんて予想外だったけど、どんな姿勢でも産めるもんだなぁと思った。

陣痛の間も声を上げていたけど、私は赤ちゃんが出てきてからのほうが、ワーワー叫んでいた。雄叫びというのか？　ハンマー投げの選手が、投げ終わった後も叫んでいるというのに近いかもしれない。

2歳11カ月の上の子も立ち会うことができた。明け方だったので、立ち会いは無理かなと思ったのに、いつのまにかちょこんと正座して、赤ちゃんが出てくるところを特等席で見ていた。まったく騒ぎもせず、ちゃんと空気を読んでいる。今でも時々股を指さしながら、「赤ちゃんここから出てきたよね〜」と言っている。

お腹の上でへその緒を切る。新しい人生の始まりだね、おめでとう。その後ずっと私のお腹の上に載せておいた。すると、生まれた直後はおぎゃーと一声泣いたものの、すぐ静かになり、そのうち自分で這い始めて胸まで上ってきた。自分で首をうごかしておっぱいを探しているようす。匂いで探しているのか？　30分くらいで、最後はちょっと手伝ってなんとかたどり着いた。乳首が口に入ると力強く吸い始める。すごいな〜と尊敬。きっと赤ちゃんにはまだ解明されていないプログラムがあるに違いない。

自宅出産で何がいいのかと聞かれたら、心おきなく野生に帰れる（？）ということだろうか。泣こうがわめこうが、家族以外のだれにも迷惑はかからない。窓は閉めておいたほうがいいけど。

部屋が大変なことになりそうと想像する人もいるみたいだが、お尻をちょっとあげてお産シートを敷くだけだ。どこも汚れなかった。お湯も洗面器にちょっと必要なだけ。

自宅出産って、後になって思えば何も特別なことじゃない。私は幸いだれにも反対されることはなく、しかも望みはほとんどかなえられて、とても幸運なことだと思うが、もっとみんなに自宅や助産院の出産を知ってほしいと思う。緊急時に高次医療機関に搬送されるのは、自宅だって助産院だって病院だって同じなのだ。健康で順調な妊婦さんなら、安産の努力をしつつ、自分にとってのいいお産を追求できる世の中になってほしいと思う。私も感謝の気持ちを忘れないように子育てに励みたい。

どうしてもお産が怖い人はどうする?

出産というと、痛い、怖い、と思う人は多いと思います。反対に、まったくそういう恐怖心を感じず、ポジティブに妊娠を受け止める人も多いです。その差はどこからくるのでしょうか。

実のお母さんが自然出産で3人も4人も健康なお子さんを産んでいる場合、その娘もまた安産であることが多いです。遺伝的なこともあるかもしれませんが、お母さんから出産について嫌なことをあまり聞いていない、つまり、お産に対するネガティブな刷り込みがないことが、安産につながっているのではないかと思います。もし、あなたのお母さんが安産型であれば、ぜひとも、お母さんにお産のことを聞いてほしいと思います。

しかし、世の中にはおせっかいな人がいるもので、自分がとても痛い思いをした、ということを親切に（？）教えてくれる人がいます。できれば、そういう情報はなるべく耳に入れないようにしましょう。インターネットの口コミ情報は、手軽に情報が得られて便利ではありますが、匿名のものが多いためか、ネガティブな情報や必要以上に恐怖をあおるような情報も多いように感じます。できるだけ、ポジティブな体験談や、いいお産の話を聞いて、お産に対していいイメージをふくらませていきましょう。

もし、ネガティブな話を聞いたときは、ただ「怖い」と思うのではなく、この人はなぜこんなネガティブなことを言うのだろう、どんな嫌な思いをしたのだろう、と冷静に分析する目を持つといいでしょう。そして、それを反面教師にすればいいのです。

お産に痛さはつきものですが、陣痛がこなければお産は始まりません。陣痛がなければ赤ちゃんは生まれないのです。「陣痛が怖い、嫌だ、逃げたい」と考えるのではなく「陣痛のおかげで赤ちゃんに会えるんだものね」と発想を切り替えましょう。痛みが強くなってきたら「赤ちゃんがだいぶ降りてきたな、もうすぐだな」と前向きにとらえましょう。怖い、痛い、と思っていると、体が緊張して、よけい痛みを強く感じてしまうのです。

いいお産のためには、健康な体づくりが大切なのは言うまでもありませんが、自分でがんばって自然出産に挑むのだという前向きな気持ちが何より大事です。ある助産師さんが、「いいお産は、気持ちが9割」と言っていましたが、私は「気持ち9割9分」と言っても過言ではないと思っています。いいお産をしたい！という思いが強くない人、あるいは痛みに我を忘れて「もう自然分娩でなくていい」とあきらめてしまう人は、最後の最後に病院に緊急搬送されてしまうということはままあるのです。

【体験談】心のセラピーのおかげでいいお産ができた
（田中澄江さん　２００６年６月　第1子出産）

女性なら一度は「鼻からスイカ」（鼻の穴からスイカを出すくらい出産とは辛いものだ）という話を耳にして恐怖を覚えたことがあるのではないだろうか。しかし私は、めぐみ助産院との出会いによって、初産にもかかわらず、素晴らしい妊婦生活と出産を体験することができた。

すべてが順調だったわけではない。2カ月と4カ月のときに切迫流産になりかけて安静を余儀なくされ、長い間水も飲めないほどのつわりに悩まされた。5カ月に入るまでは診察などで病院にお世話になることが多かったのだが、そのたびに、長時間待たされたあげくのあっという間の診察で、聞きたいことも満足に聞けず、不安ばかりが募っていった。

12月半ば、めぐみ助産院での診察で、小松先生に「胎盤が完成したからもう大丈夫」と言っていただいてから、私の妊婦生活は一変した。1月から仕事の合間を縫ってヨガに通い始め、自分の体に自信を取り戻した。さらにヨガのあとで先生やほかの妊婦さんたちと話をするうち、悩みや不安が解消されていった。今思えば、めぐみ助産院での週に1度のヨガは、体を鍛え、呼吸法を覚える場というだけでなく「心のセラピーの場」でもあったのだろう。

9カ月に入る頃には、お産が「楽しみ」でしかたがなくなっていた。

10カ月に入り、退職してからも、在宅の仕事が終わらずに毎日机に向かう生活を続けていた。平均睡眠5時間、体に悪いと知りつつ、3日ほど徹夜もしてしまった。当然足にむくみも出てしまったが、週に1度の健診で、小松先生の顔を見るだけで、なぜか安心して、自分は安産だという気がしていた。

GWに入って、産前に仕事を終わらせることが不可能と確定してからは、積極的に散歩や掃除、家の片づけに取り組んだ。そして、予定日の3日前、5月6日の夜9時、なぜか翌日に生まれる気がして、陣痛が来たら食べようと散歩がてらケーキを買いに出かけ、午後10時にお風呂を出たとたんに陣痛が始まった。

ところが、最初からうずくまるほどの激痛。髪をやっとの思いで乾かし、時間を測るとすでに7分間隔。めぐみ助産院に電話をして、5分間隔になったらもう一度電話をして家を出るようにと指示を受けた。翌朝10時の満潮くらいだろうとのことだったが、受話器を置いてから30分ほどで3分間隔に。ベッドの上でのたうちまわるほどの激痛に、何かおかしいと感じて主人に電話を入れてもらい、急きょ家を出ることになった。そして、陣痛開始からわずか2時間半、5月7日の午前0時33分に、わが子は〝つるり〟と生まれてきた。

あまりの展開の速さに、診察室に入ったときは心の準備もできずにいたため、パニックになっていたような気がする。だが、小松先生に「冷静になって」と声をかけられてからは（傍目にはそうは見えなかっただろうが）、われを取り戻して、頭のどこかで客観的に自分のお産を観察していた。

背中を主人に抱えてもらい、ヨガのポーズで体を丸めて（ここでこのポーズを使うのかと感心したりしながら）、先生の合図で一気にいきむ。これを何度か繰り返すうちに、髪の毛が見えた。その瞬間、言い知れぬ感動が押し寄せてきた。エコーで小さな点にしか見えなかったものが大きく育ち、そして今まさに生み出されようとしている。

一つの生命が誕生しようと鼓動し、もがいている。

実をいうとこのとき、頭のどこかでネガティブな私が「こんな小さなところからじゃ出られないよ！」とささやいたのだが、「この命をなんとしても生み出さなければ！」という気持ちが勝って、疲れてぶるぶる震える足とお腹に力を入れていきみ続けることができた。そうして、小松先生の的確なリードとケアと励ましのおかげで、体のどこも傷つけることなく、つるりと生まれてくれたのである。

私の胸に抱かれて、当たり前のようにお乳を吸い始める。そのまま私の横に寝かされて、そっと短い息を繰り返す。この夜、興奮と感動の中で、朝まで見つめ続けたわが子の顔は一生忘れることができないと思う。

その後の入院生活も、自宅にいるように快適だった。妊婦と母乳のことを考えたおいしい食事、エステのように心地よい母乳マッサージ、落ち着いた畳の部屋。子どもとつきっきりで向き合ううちに、3日目にはおむつ替えにも慣れて、睡眠のリズムもつかめてきた。2日目にはほぼ一晩中ぐずったが、そんな経験も自信につながったように思う。いざとなれば小松先生がついているという絶対的な安心感の中で、子どもの世話に集中できた4日間だった。

「ここでお産をすると、もう一人産みたくなる」という人がいたが、確かに、と思う。産むまでの楽しみ、産み出す喜び、そして産後にわが子と過ごす幸せを味わえる場所だからだ。病院で産みたいという人を否定するつもりはないが、このような素晴らしい体験ができる場所があることを、一人でも多くの人に知ってほしい。

無痛分娩をどう考えるか

痛みの感じ方は人それぞれで、世の中には本当に痛みに弱い人がいるものです。そういう人が無痛分娩という選択肢を選ぶことを私は否定しません（ただし、助産院では麻酔薬の使用は認められていません）。

しかし、どのようなリスクがあるかは知っておくべきです。

近年、一般的に行われている無痛分娩には、大きく分けて、①硬膜外麻酔（局所麻酔）による無痛分娩と、②硬膜外麻酔と脊椎麻酔を併用する方法があります。

①は、脊椎の中の硬膜外腔というスペースに細い管（硬膜外カテーテル）を挿入し、そこから局所麻酔薬を注入する方法です。②は、①と脊椎麻酔を併用することで、より迅速で確実に痛みを鎮めることができます。

現在、アメリカでは、妊婦の60％以上が硬膜外麻酔による無痛分娩を選択していると言われています。

リスクとしては、麻酔を開始すると陣痛の進行が停滞し、陣痛促進剤が必要になる場合があること、痛みを感じなくなるために、いきむタイミングがわからなくなることや、痛みを伴う異常に気付きにくくなることなどがあります。その他、分娩後の頭痛、分娩中の発熱などが報告されています。

分娩中の発熱については、ハーバード大学医学部と公衆衛生学部の研究チームが２０１２年２月のPediatrics誌に発表した論文では、分娩中の母親の発熱によって、赤ちゃんがけいれんを起こす確率が高まったり、出生後の健康状態を示すアプガー指数が低い、呼吸困難があるなどのリスクが報告されています。

国立成育医療研究センターの調査によると、胎児不全や分娩遅延などの理由から、無痛分娩から帝王切開に切り替えたケースが10％程度あると報告されています。

胎児への麻酔の影響については、以前は、無痛分娩に局所麻酔ではなく全身麻酔が使われていたこともあり、その場合は胎盤を通じて麻酔が赤ちゃんに移行するので、赤ちゃんが眠ったまま生まれてくるというケースもありました。最近の局所麻酔による無痛分娩では、赤ちゃんへの影

無痛分娩は増えている　（国立成育医療研究センター）

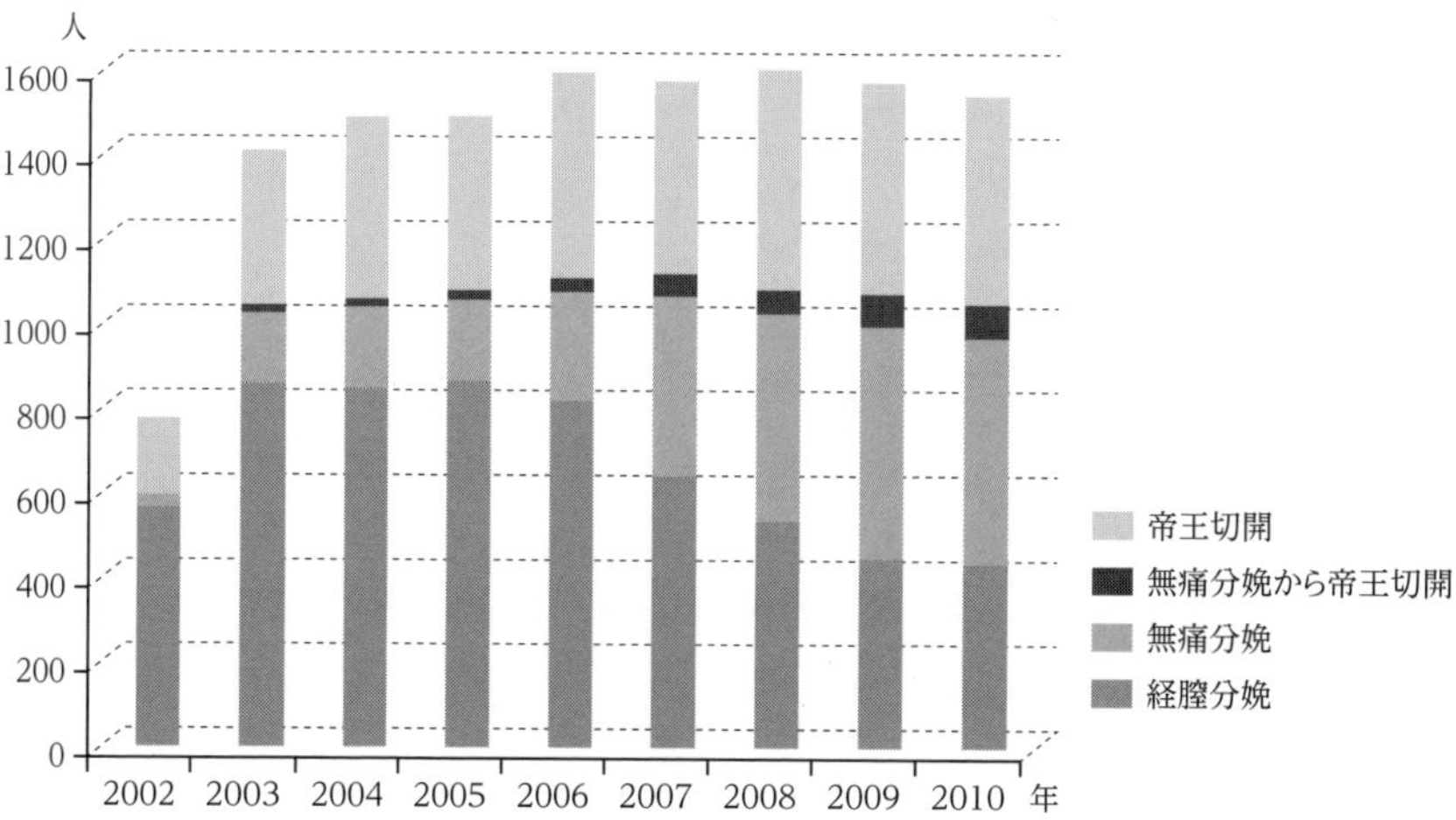

響はほとんどないと言われています。

しかし、無痛分娩についてはまだ研究の歴史が浅く、今後どのような報告が出てくるかわかりません。絶対に安全だとは言いきれないと私は思っています。

また、無痛分娩は保険の対象ではなく、10万～15万円の費用が余計にかかります。医療側が、本当に妊婦さんのことを考えて無痛分娩を普及させたいのであれば、もっと低い費用にするべきだと思います。無痛分娩で得をするのはだれか。ここにも儲け主義のにおいを感じてしまうのは、私の考えすぎでしょうか。

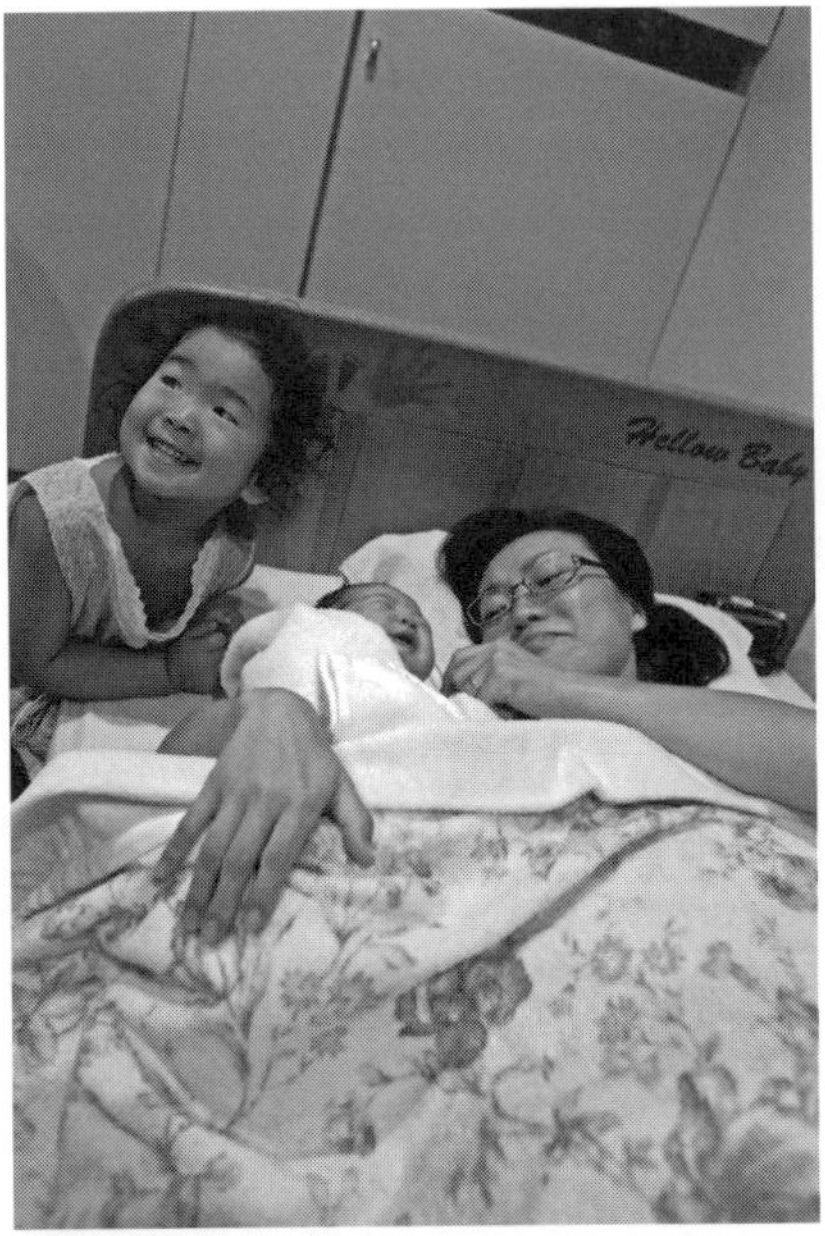
Hellow Baby
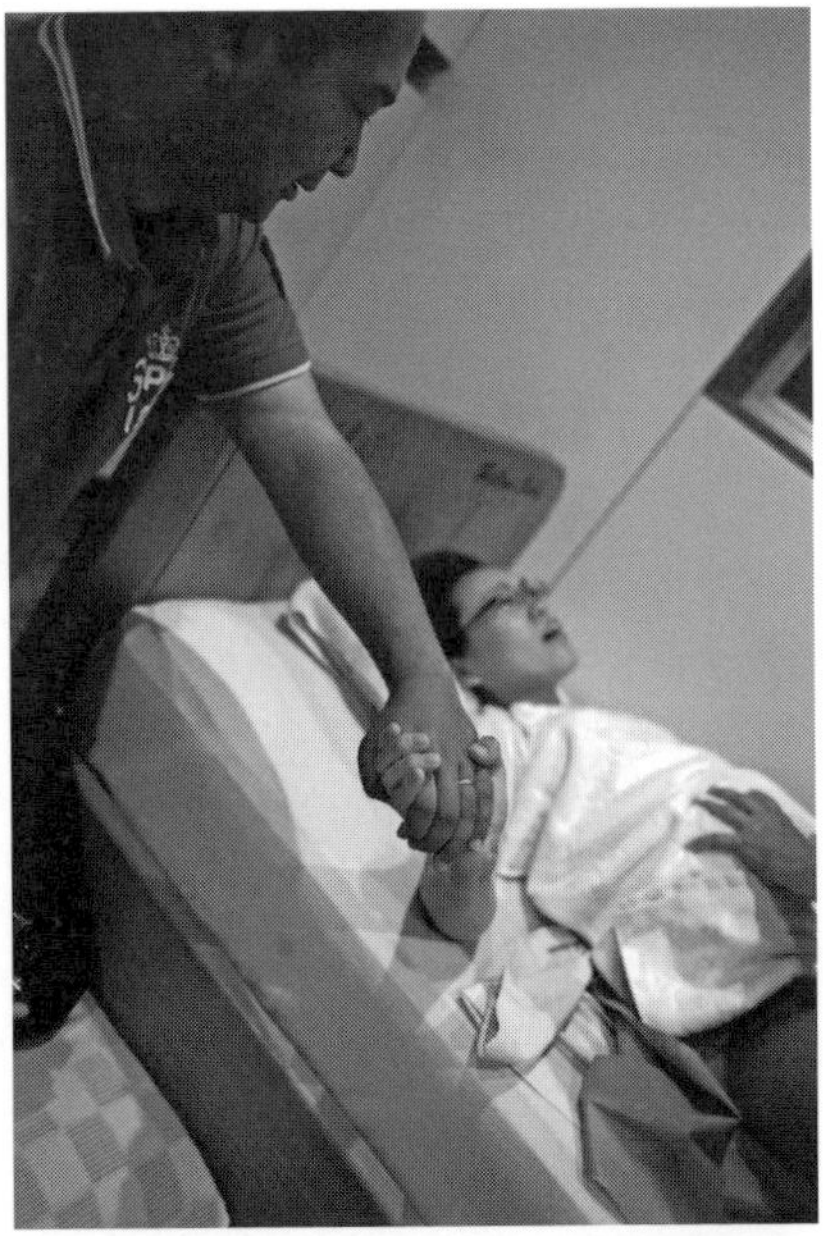
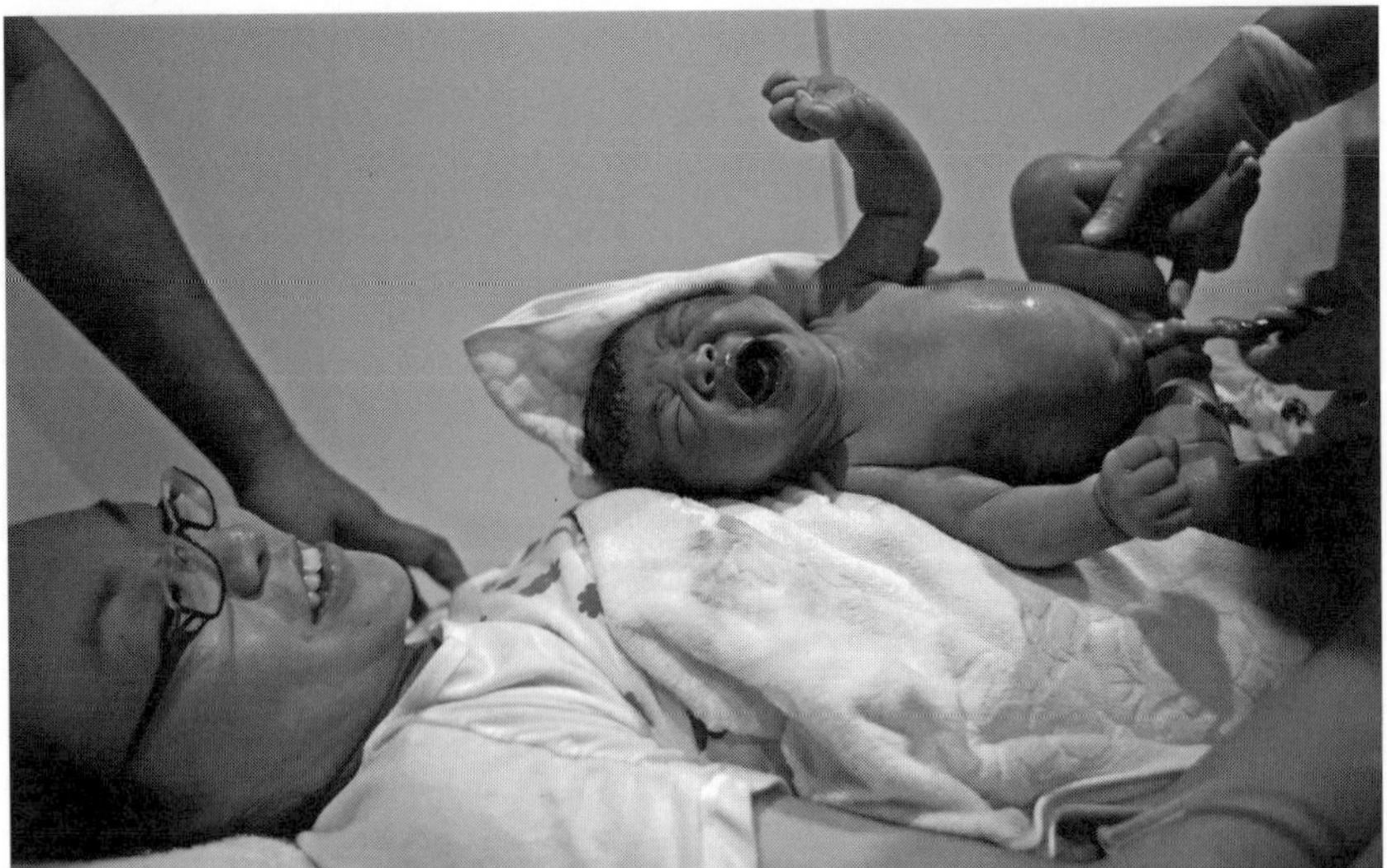

第2章　お産について知っておきたいこと

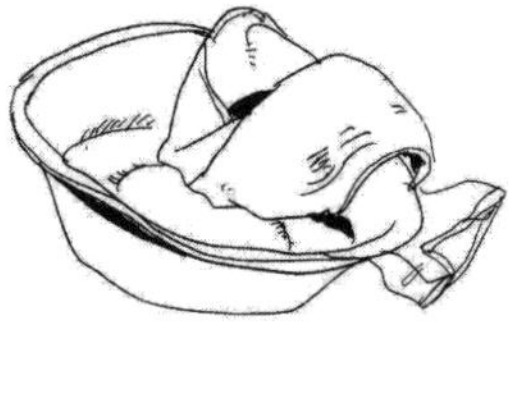

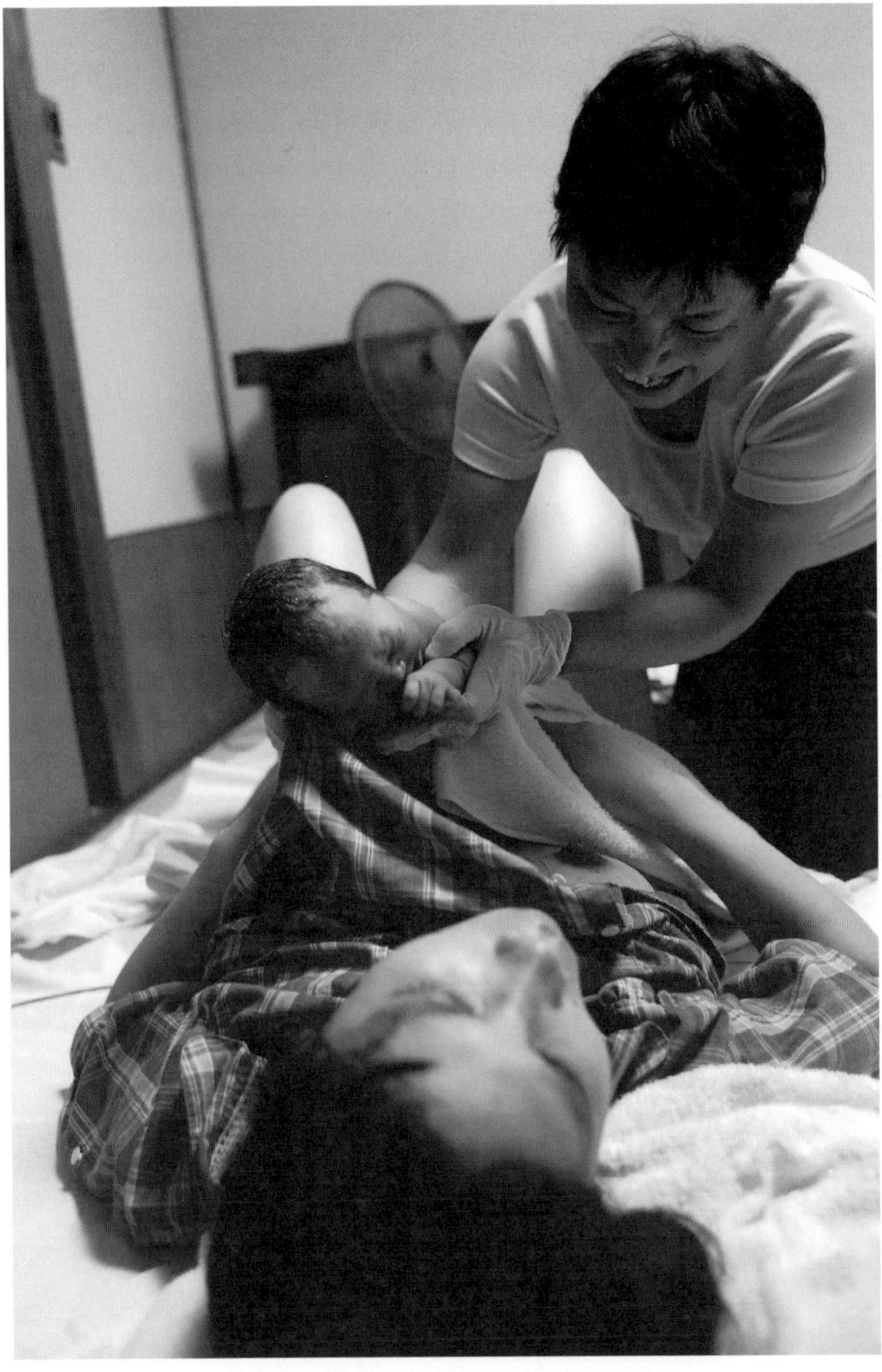

お産ってどういうふうに進むの？

１００人の妊婦さんがいれば、１００通りのお産があります。初産なのにあっという間に生まれてくる場合もあれば、微弱陣痛で２日も３日もかかってようやくお産になる人もいます。本当に一人ひとりまったく違うのです。それでもお産の流れはだいたい同じです。

出産のプロセスは、専門の本もたくさんありますから、ここでは簡単に説明しましょう。

・第1期（陣痛開始から子宮口が全開大になるまで）

子宮口が全開大になるまでのお産の第1期（開口期）、陣痛は、10分～15分間隔の生理痛のようなゆるい痛みから始まります。その1、2日前におしるし（粘膜に血液が混じった分泌液）を見る場合がありますが、おしるしがあってから陣痛が始まるまで数日かかる人もいて、人それぞれ。あまりあわてなくても大丈夫です。

第1期は、初産の場合10～12時間と言われますが、これも人それぞれ。６時間くらいで全開になる人もいれば、20時間以上かかる人もいます。

いずれにせよ、長丁場になりますから、この時期のうちに、軽く食事をして、眠れるようなら睡眠をとって、体力を蓄えておきましょう。

陣痛の間隔がだんだん短くなってきて、1回あたりの陣痛が長く続くようになります。一応の目安としては、最初の弱い陣痛から7～8時間くらいかかって、子宮口は5～6ｃｍまで開きます。この頃には陣痛は5～6分間隔になっていて、持続時間も30～40秒くらいと長くなります。

痛みも強くなりますが、陣痛がくるときに「あ～嫌だ、来た～」と思うと、体にぎゅっと力が入ってしまいます。そうすると、体が堅くなって、赤ちゃんがなかなか降りてこられません。こんなときこそ、リラックスです。シムズの体位（下図）など、できるだけラクな姿勢をとり、「ああ、今、赤ちゃんが少しずつ下がってきているんだな」とポジティブなことをイメージしながら、深い呼吸をし、リラックスしましょう。マタニティヨガなどで、事前にリラックスの訓練をしておくと効果的です。

ちなみに、〝陣痛〟とはお腹の痛みのことを言うのではなく、お腹の張っている状態（子宮が収縮している状態）のことを言います。お産が近づくと、陣痛のときのお腹は、石のように硬くなります。逆に言えば、陣痛のときもお腹がやわらかいようだと、お産はもう少し先だということになります。

お産がなかなか進まないとき、めぐみ助産院では、外に出て助産院の周囲を一回り歩いてきてもらいます。歩くとお産が進むからです。〝めぐみ助産院名物階段昇降〟というメニューもあります。院内の階段を速足で上がり、降りるときはドスンドスンとゆっくり降りてくる。これを

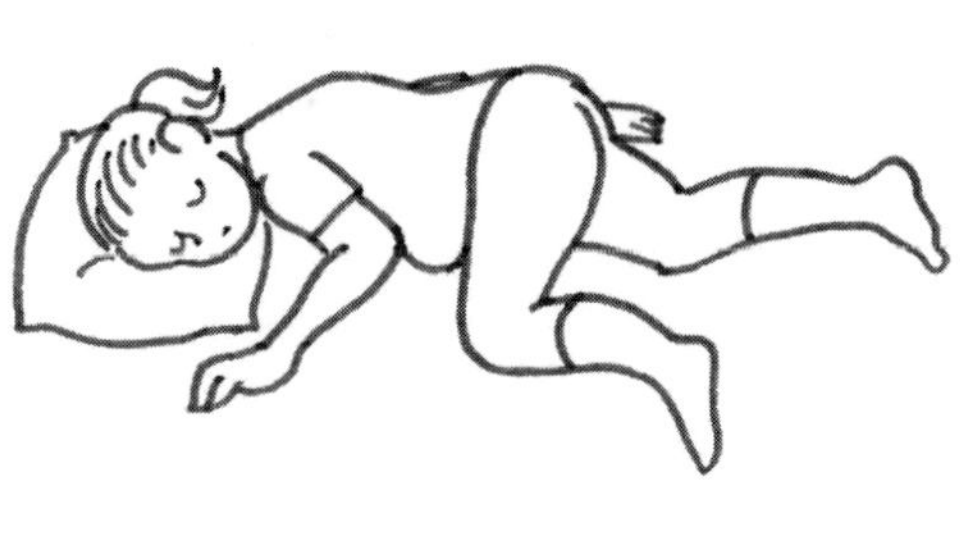

何度か繰り返します。合間に陣痛が容赦なく襲ってきますから、妊婦さんは大変です。でも、これでお産がぐんと進みます。

陣痛が始まってからなかなか子宮口が全開大にならない産婦さんに、お風呂に入ってらっしゃいとよく勧めるのですが、お風呂に入るとだれでもリラックスして体が緩みます。するとあっという間に子宮口が開いていき、そのままお風呂で水中出産になることもあります。

第１期の終わり、子宮口が８ｃｍくらいから、全開大までの時期が、妊婦さんにとって最も辛い時期です。だんだん陣痛が強くなり、いきみたくなるかもしれません。でもここではまだいきんではいけません。赤ちゃんは、ゆっくりと回旋しながら、子宮口を押し開こうとしています。いきむと赤ちゃんの動きを妨げることになってしまったり、子宮頸管というところが切れてしまうこともあります。

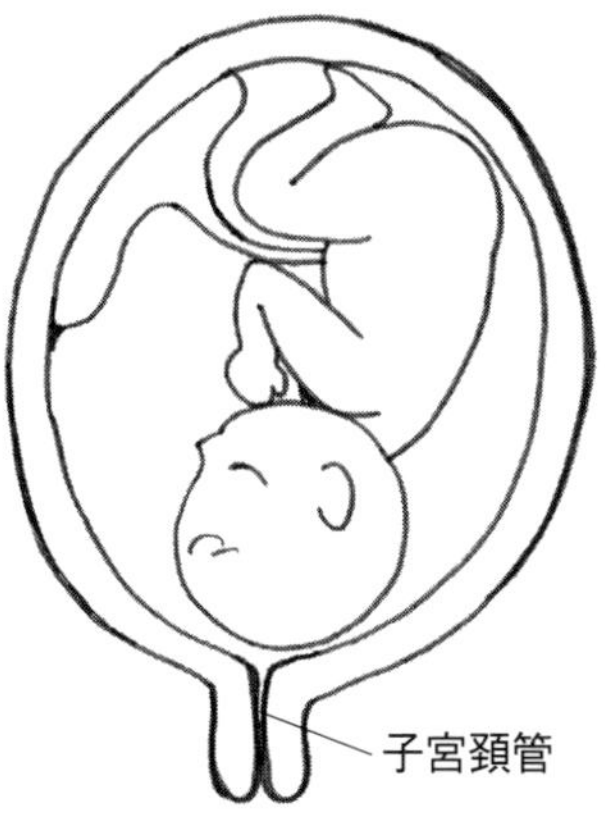

・第2期（子宮口全開大から排臨、発露、娩出まで）

陣痛が強くなり、肛門のあたりが圧迫されるような感覚が押し寄せてきて、いきまずにはいられないようになってきたら、いよいよ第2期（娩出期）です。このとき子宮口は全開大（約10ｃｍ）になっています。この前後に、子宮の強い収縮によって破水（赤ちゃんを包んでいる卵膜が破れ、羊水が外へ流れ出ること）が起こります。このときに破水するのが理想的ですが、陣痛が始まる前に破水することもあります。先に破水してしまうと赤ちゃんへの細菌感染のリスクがあるので、入浴やシャワーはせずに、すぐにかかりつけの病院や助産院に連絡します。

分娩台に乗り（めぐみ助産院の場合は普通のベッドです）、陣痛のリズムに合わせて自然にいきみます。ラマーズ法の、ヒッヒッフーの呼吸法を使います。夫に立ち会ってもらって、いっしょに呼吸法をしてもいいでしょう。最後の最後にいきむ力がなくなっては困るので、上手に体力を温存しながらいきみます。そのあたりの力加減は、助産師が声をかけながら指示をしますので、あまり心配せず助産師にゆだねていいと思います。

何度かいきみを繰り返すうちに赤ちゃんの頭が見え隠れするようになります。これを「排臨」といいます。赤ちゃんの頭が常に見えている「発露」の状態になったら、いきむのをやめ（ここでいきんでしまうと、会陰が裂けてしまうことがあります）、呼吸を「ハッハッハッ」という短促呼吸に切り替えます。このタイミングも助産師が指示をするので大丈夫です。

一番大きな頭が出てきたら、赤ちゃんはするりと出てきます。めぐみ助産院では、赤ちゃんをすぐにお母さんのおなかにのせて、おっぱいを吸わせます。

分娩台に上がってから赤ちゃんが出てくるまで、早い人では15分ということもありますし、長い人ではここから2、3時間かかることもあります。この時間は、日頃からよく体を動かしている人ほど、短いように思います。

赤ちゃんが無事生まれたら、さい帯（へその緒）を切り離します。コッヘルという器具で、2

か所を止め、さい帯の拍動が止まったら、間を切ります。めぐみ助産院では、立ち合いの夫が切ることが多いです。上の子たちと少しずつ交代で切るというご家庭もあります。

・第3期（後産）

赤ちゃんを産み終えてから、10～30分くらいで、軽い陣痛とともに胎盤がはがれて出てきます。これが第3期（後産期）です。

お産が終わると、そのまま分娩室で2時間安静にしてもらい、その間に、子宮収縮の状態、血圧、出血量など、母体の観察と、赤ちゃんの呼吸、体温、心拍数、全身の観察をします。その後、何も問題がなければ、入院室にもどります。めぐみ助産院の入院室は、普通の家庭のような和室です。夫や上の子もいっしょに泊まることもできます。ここで、家族水入らずの時間を過ごしてもらいます。

赤ちゃんはみんな生まれる力を持っている

妊娠をすると、最初の健診で、予定日は知らされますが、予定日どおりぴったりに生まれることはまれです。赤ちゃんは、陣痛が始まらないと生まれません。そもそも、陣痛はどうやって始まるのでしょう。簡単に言うと、それは胎盤の寿命に関係しています。

胎盤には大きく2つの役割があります。一つは、黄体ホルモンを出し続けて妊娠を安定させること、もう一つは、胎児に栄養と酸素を供給することです。黄体ホルモンは子宮の筋肉の緊張をやわらげる働きをしていますが、お産が近づくと、黄体ホルモンの分泌量がだんだん減ってきます。すると、子宮が収縮して痛みが出てきます。これが前駆陣痛です。この頃、CRHというホルモンの分泌が上昇し、これが脳の下垂体を刺激します。下垂体からオキシトシンの分泌が起こります。オキシトシンは、子宮を収縮させるので、この頃から陣痛が本格的になってきます（陣痛促進剤は、人工的に作られたオキシトシンです）。

CRHは同時に副腎を刺激して、副腎からDHDASというホルモンを分泌させます。これが作用して子宮口を少しずつ広げていきます。子宮口が開くことで卵膜との間に隙間ができ、隙間にたまった血液や粘液が外に出てくるのが「おしるし」です。

赤ちゃんも、胎盤も古くなってきたようだしそろそろ外に出ないと危ないぞ、と思うのでしょうか、どんどんと頭で産道を押しながら下がってきます。この頃はお母さんも陣痛の痛みで苦しんでいる頃ですが、赤ちゃんも一生懸命がんばっているのです。

陣痛が始まってお産が進んでいくと、子宮口の硬さは、鼻翼の硬さから、唇の柔らかさ、マシュマロくらいの柔らかさになり、どんどん薄く伸びやすくなっていきます。

陣痛がどんどん強くなり、痛みもピークにさしかかる頃、脳からβ - エンドルフィンというホルモンが分泌されます。脳内麻薬とも呼ばれるものですが、このホルモンが痛みの感度を鈍くしてくれます。人間の体って本当にうまくできているものだと感心してしまいます。

ところで、子宮口は全開大になっても直径10cm。赤ちゃんの頭がどうやって出てくるんだろうと不安になるかもしれませんね。でも、心配はいりません。赤ちゃんって本当にかしこいんです。赤ちゃんの頭蓋骨には隙間があって、産道を通る時に赤ちゃんは頭の骨を重ね合わせるようにして、頭を小さくして狭い産道を通りやすくするのです。だから、生まれたばかりの赤ちゃんの頭はちょっと縦長の形をしているのです。でも、これは2、3日で直りますから心配はいりません。

赤ちゃんは狭い産道をくぐりぬけるために、回旋しながらゆっくりゆっくり降りてきます。赤ちゃんにとってもとても長く大変な旅です。

自然な陣痛をゆっくり待って産めば、会陰が裂けることはありません。陣痛促進剤を使ったり、無理に強くいきみ続けたりすると、お母さんも赤ちゃんも体の準備ができず、β-エンドルフィンの分泌も間に合いませんから、痛みが強くなったり、子宮頸管という子宮の出口が切れてしまうこともあります。

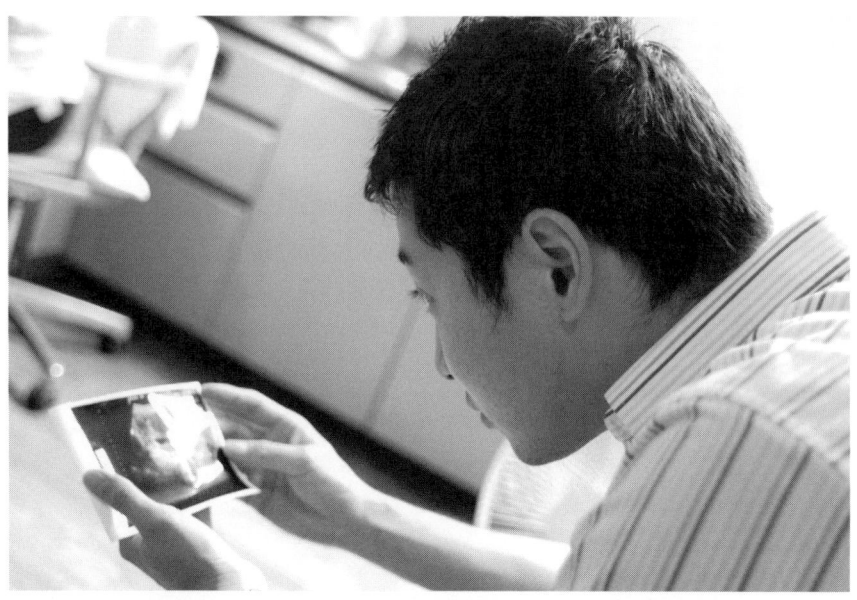

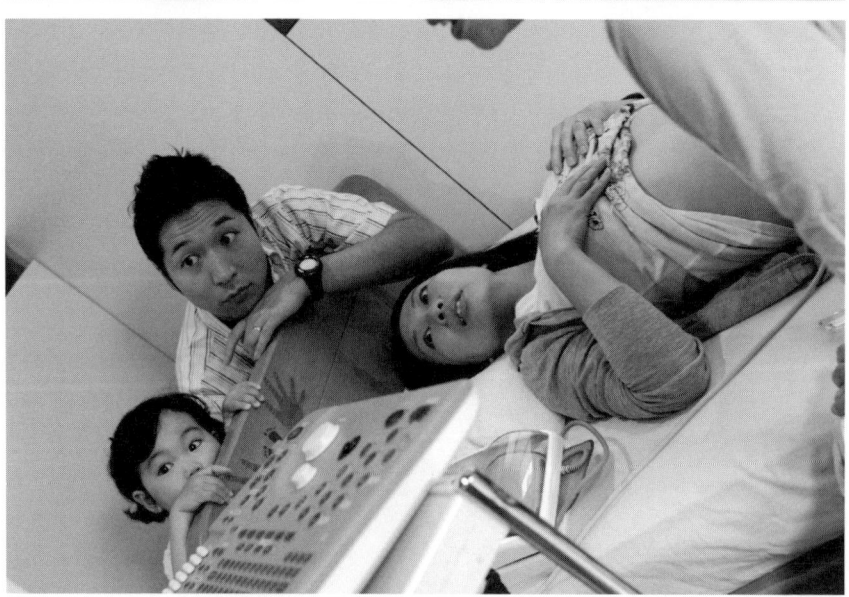

【体験談】赤ちゃんの生まれようとしている力を感じられた
（塩野真由子さん　２００８年５月　第３子出産）

今回の出産で、初めて赤ちゃんの生まれようとしている力を感じられた。自分だけががんばって産んでいるのではなく、赤ちゃんもがんばって生まれてきたんだという実感。夫と子どもたち、そして友だちみんなが一生懸命だった。また、親友2人には、新しい家族誕生の歴史的瞬間を見届けてくれて本当に感謝。家族のように絆が深まったと感じている。先生到着までの間、2人がいてくれて本当に助かった。先生が間に合わなかったら2人で取り上げる、くらいの勢いで心強かった。

産後1週間、家に通ってくれた助産師の梅さんにも、おっぱいマッサージ、子どもたちと沐浴させてくれたり、おっぱいのためにいいおかずを作ってきてくれたりと、本当にお世話になり、感謝です。おかげで子どもたちはKをお風呂に入れられるし、手伝いもしてくれている。子どもたちにも私にも梅ちゃんとの出会いも、一生忘れられないものとなると思う。小松先生、2人目、3人目とお世話になり、本当に感謝しています。

【体験談】ゆっくり生まれるにはわけがある

（平井円さん　２００７年11月　第1子出産）

陣痛開始から1日半が過ぎ、実家とめぐみ助産院との往復を繰り返して3度目の診察のときだった。日付がかわって23日、真夜中である。「赤ちゃんは時間をかけてゆっくり出てこようとしているんだね。その理由はあとになればわかるよ」。そして私はまた実家に帰された。私の初めてのお産は、このときの「あとになればかわるよ」という小松先生の言葉がキーワードである。

「あなたはどんなお産がしたいの?」という小松先生からの最初の問いかけに、自信を持って言葉や文字に表せないまま私は出産を迎えた。しかし今振り返ってみると、私のお産への望みは、既に感覚や意識の中に築かれていたように思う。

昨年7月、めぐみ助産院に初めて診察にうかがった、にもかかわらず、診察室に入るのは3度目だった。妹が第2子を出産したとき、幸いにも立ち会っていたからだ。そのときの光景は今でもはっきりとよみがえる。産む者とそれを助ける先生、そして見守る者との間にしっかりつながる信頼の絆。皆の目は真剣そのものだった。そして生まれようとする赤ちゃんの力の偉大さ。赤ちゃんの産声とともに部屋いっぱいに安堵感と笑顔があふれ、生命の輝きがほとばしる。私は、これが本当のお産だと体感していた。私もいつかこんな自然なお産がしたいという思いが、そのとき心のどこかにやどったのだ。

　そして私にはもうひとつ、夫に立ち会ってほしいという望みがあった。自分のお腹の子に会いたい一心で過ごした8カ月間、心身ともに大きくバランスを崩すことなく仕事や自分の体調維持に専念できたのは、家事を分担しながらしっかりと精神的に寄り添ってくれた夫の存在があったからこそである。ところがその望みは果たされなかった。夫は23日に大事な仕事が入っていた。噺家という職業がら、舞台に穴をあけるわけにはいかない。しかもその日の仕事はなんと、ネタおろしと言って、新しく覚えた噺をはじめて客席で披露する会だった。一晩中、激しい陣痛に悶え苦しむ私の横では、これまた産みの苦しみ同様、懸命に稽古を重ねる夫の姿があった。

　お互いに同時に味わった大試練のときであった。

23日の明け方、痛みに耐えきれず入浴していると、赤ちゃんはどんどん降りてきて、ついに生まれる！　さあ、めぐみに出発、というそのとき、夫はタイムアウト。痛みで泣きわめく妻の車をどんな思いで見送ったのだろう。ともにここまで来たのに、なぜ？　その後、率先してかいがいしく育児に取り組む夫の様子を見るにつけ、これにもきっと何か意味があったのだと、今はそう思う。

　そして、陣痛が始まってから生まれるまでに二晩かかった赤ちゃんがゆっくり出てこようとしていた理由が、生まれてきてついに明らかになった。赤ちゃんのへその緒が首に一周巻き付いていて、頭が少々大きかった。赤ちゃん自身、自分が無事に出るためにも、そして椎間板ヘルニアを過去に患い、初産で高齢出産の母のためにも、無理なく出ようとした最も適切な選択肢であった。その見事なまでの賢明なる生命力に脱帽である。

産声をあげて、無心に初乳を飲むわが子を胸に覚えた瞬間、あれほど辛かった痛みや苦しみが、潮がすーっと引くように消え去り、また産みたい！という熱いものが自然に湧いた。

こんな喜びあふれるお産でさずかったわが子は、正真正銘の宝物である。そして、こんなにも素晴らしいお産へと導いてくださった小松先生には、一生分の感謝が尽きない。

自然出産ができない場合とは

誰でも自然に産む力があると言ってきましたが、例外もあります。

双子、骨盤位（逆子）、前回帝王切開で出産した人は、残念ながら、助産院では出産できません。もちろん当院でも同様です。少し前までは、そういう人も「病院で帝王切開と言われたけれど、自然出産したい」と言ってめぐみ助産院を探し当て、無事出産したというケースはたくさんありました。しかし、２００４年に公益社団法人日本助産師会が定めた「助産所業務ガイドライン」で、そういう分娩は助産院では扱えないことが明記されています。

過去に、流産や切迫流早産、吸引分娩や鉗子分娩をした人、予定日を超過した場合、35才以上の高齢初産の人、逆子でも単臀位（87ページを参照）の場合などは、嘱託医療機関と相談・協働管理をする前提で、助産院で出産することが可能です。もちろん、めぐみ助産院でもこれらのケースを受け入れています。

助産院で産めるケースであっても、自然出産のためには体が健康であることが絶対条件です。

安産のためには、

①体を冷やさないこと
②日頃から適度な運動をすること
③妊娠中毒症にならないこと

が大原則です。そのために、どんなことに気をつければいいかは、あとの章でくわしく述べます。

【体験談】36週目でまさかの逆子！でも自然に産むことができた

（永田俊恵さん　2000年7月　第3子出産）

もうお産とは縁のないものと思っていましたが、二人の子を連れて再婚したとき、授かればまた産んでみたいと願っていました。でも、いざ妊娠がわかったときは、間が開いての出産、高齢による子どもの障害など、不安もありました。上二人の子は、病院の分娩台で、たった一人でお産と戦ったので、今回は、主人にも立ち会ってもらい自分らしいお産がしたいと思っていました。そこで前々から関心のあった助産院を選びました。

初診のときに、不安や心配事などを話したり、超音波で我が子の姿を確認するうち、「どんな子でもそのまま受け入れよう。よーし生んでみせるぞ！」とファイトがわいてきました。マタニティライフは貧血、むくみはあったものの順調でしたが、36週目で逆子になってしまいました。気合いを入れて逆子体操に取り組んでも、赤ちゃんはちっとも回転してくれず、もうがっかり……。出産予定日も近づき、とうとう病院で帝王切開かという思いが頭をかすめましたが、先生が「位置もいいしこのまま産めるから大丈夫よ」と言ってくれました。でも、そのときは半信半疑でした。

「念じていればあかちゃんは一番いいときを選んで生まれてくる」とは小松先生がよく言うことですが、そのとおり、主人が休みの日で、先生の外出予定がない日、待ってましたとばかり、朝から陣痛が始まりました。だんだん頻繁になる陣痛にたまらず助産院に電話をし、切ったとたん破水してしまい、バスタオルを腰に巻いての入院となりました。

逆子の場合、赤ちゃんが自然におりてくるのを待つので、いきみたくてもいきめず、力を逃すのがすごく辛かったです。その間も、先生が、今何がどうなっているのか、状態を逐一話してくれたので、安心してじっくりとお産と向き合えました。先生の合図で、最後は主人がお腹の上から赤ちゃんの頭の部分を押してくれ、生まれたてほやほやの赤ちゃんをむねに抱いたときは、「生まれたよ～」と思わず叫んでしまいました。なんと、助産院に着いてから1時間のスピード出産でした。

妊娠は奇跡の積み重ね

だれでも自然に産む力がある、と何度も言ってきましたが、妊娠すること、無事に赤ちゃんを産むことは、決して簡単なことではありません。いくつもの奇跡が積み重なって、ようやく元気な赤ちゃんと対面できるのです。そのことを決して忘れてはいけません。

どんなふうに妊娠して、どんなふうに胎児が育つのか、ちょっとおさらいしておきましょう。

赤ちゃんは、女性の卵子と、男性の精子が出会って受精卵となり、子宮の中に着床し、分裂を繰り返して育っていきます。では、卵子はどうやって育つのでしょうか。

卵子は卵巣の中にある、卵胞という小部屋で育ちます。卵胞は、なんと胎児の頃から作られ、胎児のときの600万個をピークにあとは減り続けていきます。35歳を過ぎると、2万5千個にまで減ってしまいます。つまり、年を取ればとるほど妊娠しづらくなっていくというわけです。

さて、卵胞が十分に成熟すると、ここから卵子が飛び出します。これが排卵です。たくさんの卵胞が育ちますが、生き残って無事排卵できる卵子はただ1個だけです。この1個の卵子は、卵管をとおって子宮へと向かうのですが、その途中で、24時間以内に精子と出会わなければなりません。仮に出会えたとしても、必ず受精するとは限りません。

受精できたとしても、受精卵が子宮の壁にうまく着床できなければ、受精卵は育つことができません。子宮外妊娠になって、母子ともに危険な状態になることもあります。子宮内に着床できたとしても、その位置が子宮の下になると前置胎盤になって、胎盤が子宮口をふさぎ、自然出産ができません。

受精卵が子宮の正しい位置にきちんと着床しても、まだ安心はできません。

子宮と胎盤の接する部分にある絨毛組織の異常で、胞状奇胎（ぶどうご）となることが350〜500例に1例くらいの割合で起こります。胞状奇胎になると胎児が育つことができませんから、子宮内容除去術によって胞状奇胎を摘出するしかありません。摘出したあとに、絨毛組織が残っていると、再発したり、がん化して絨毛がんにかかったりする場合があるので、手術後も経過を管理する必要があります。数カ月から1、2年は次の妊娠ができません。昔は、絨毛がかなり大きくなってから発見されていましたが、最近は超音波検査で早期に発見できます。

まだ胎児が子宮の中にいるのに胎盤が子宮から剥がれてしまう胎盤早期剥離は、1%の確率で起こります。胎児に酸素が送られなくなり胎児死亡率は30〜50%、妊婦も出血多量で命を落とすことがあります。

破水後に、へその緒が胎児より先に出てしまう臍帯脱出は、確率は1000分の1ですが、さい帯が子宮壁と胎児の間に挟まれて圧迫され胎児に酸素の供給ができなくなり、最悪の場合は死に至ります。

微弱陣痛でなかなか生まれなかったり、子宮口が全開になってから何時間もかかったりして、陣痛促進剤を使ったり、吸引をしたりしてようやく生まれてくることもあります。

もちろん、ほとんどの場合は無事に生まれてくるのですが（日本の新生児死亡率は1000人に1人）、それほど1つの命を生み出すということは、貴重な奇跡の積み重ねなのです。

逆子を自力で治す

通常赤ちゃんは、お腹の中で頭を下にしていますが、頭を上に、お尻を下にしているのが逆子です。逆子の出産は、一番大きな頭が最後になるので、膣口に引っかかるなど、リスクが伴います。逆子の中でも、お尻から出てくるのが単臀位、両足をそろえて出るのが全足位、片足から出るのが不全足位、かがんだ状態で出てくるのが複臀位です。

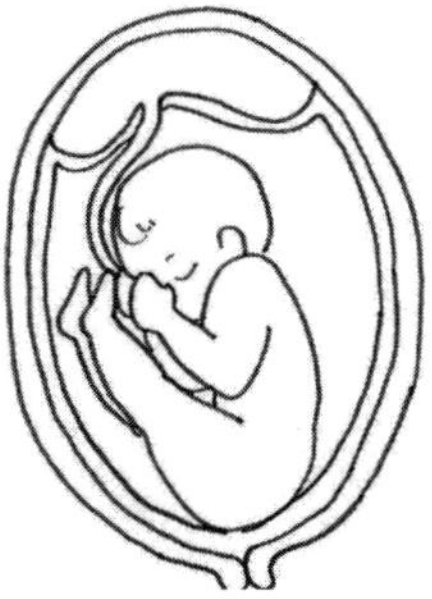
単臀位

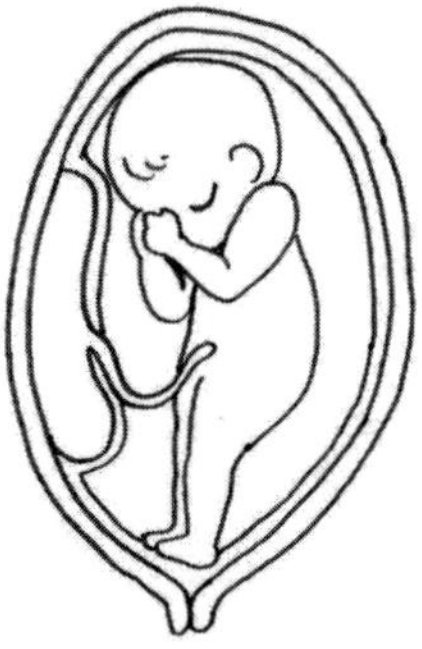
全足位

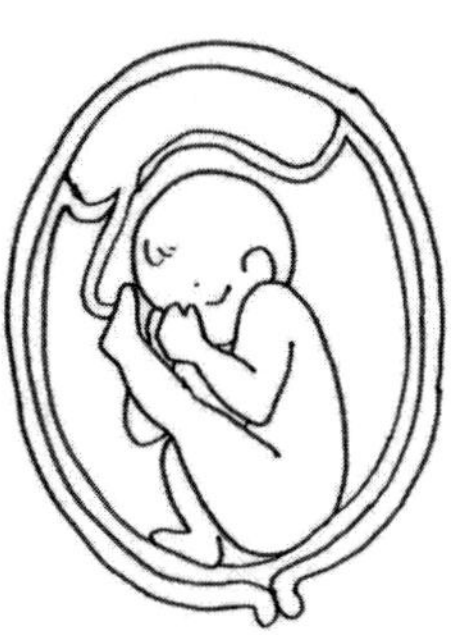
不全足位

最も多いのが単臀位で、自然分娩でも無事に生まれてくる場合がほとんどです。そのほかの逆子の場合は、自然出産が難しくなる場合があります。

ただし、逆子になっても9割が8カ月ごろまでに自然に治ると言われています。

8カ月を過ぎても治らない、あるいは8カ月過ぎてから逆子になったという場合でも、お腹の上から赤ちゃんを動かして逆子を治す「外回転術」で、赤ちゃんの位置を治して、自然出産できる可能性はあります。

めぐみ助産院では、逆子を治す「逆子体操」の指導をしています。(写真参照)

自宅でも簡単にできます。1回で治ったという人もいますし、数回続けると治ったという人もいます。ぜひ試してみてください。あとは、最近は腹帯を巻かない人が多いようですが、ガードルでもいいので、赤ちゃんが動かないように、しっかり固定したほうがいいでしょう。

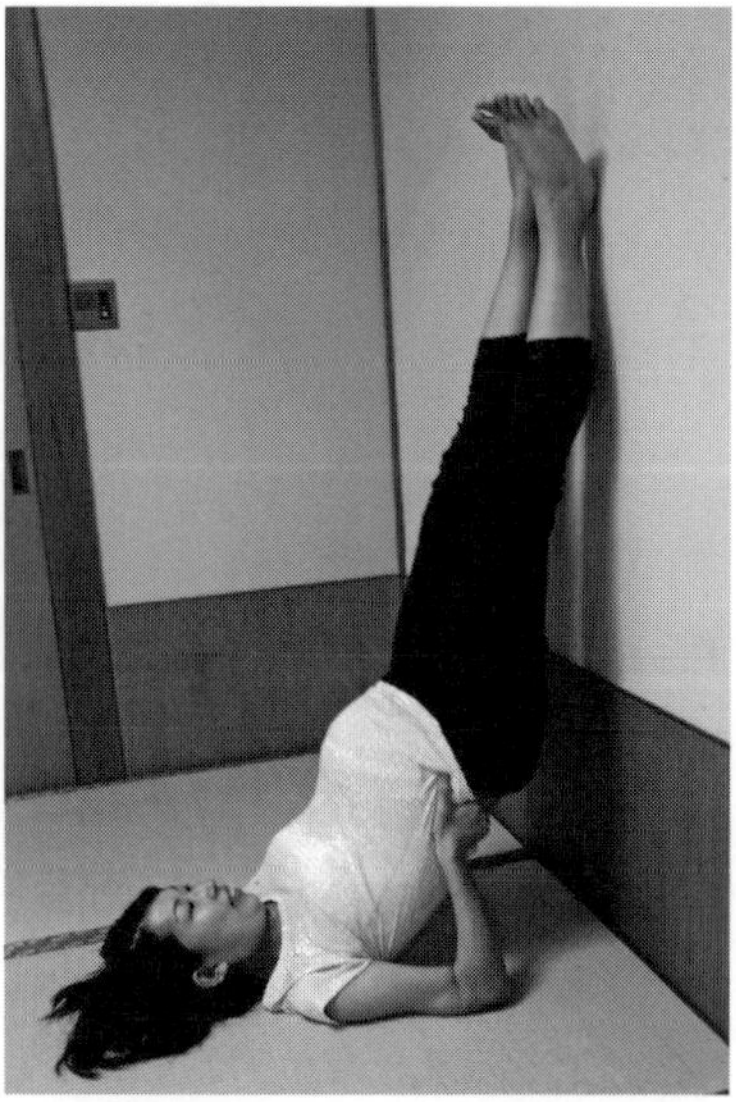

リスクのあるお産の場合

健康な女性であれば、だれでも自然出産ができますが、母体や胎児の状態によっては医療的な処置が必要になる、つまり助産院では産めない(助産院では医療行為を行えないため)場合があります。

たとえば、前置胎盤の場合です。胎盤は、受精卵が着床した位置にできます。通常子宮の上部にできるのが正常位置ですが、子宮の下のほうに受精卵が着床し、胎盤が子宮口の一部または全部を覆ってしまう場合があります。どのくらい覆っているかにもよりますが、多くの場合は子宮口から赤ちゃんが出てくることができませんから、帝王切開となります。

また、胎盤早期剥離によって、大量出血した場合、へその緒が赤ちゃんより先に出てしまった場合も、帝王切開の処置が必要となります。

そのような場合、既に述べたように、嘱託医療機関に速やかに搬送し、緊急処置をとってもらいます。処置ののち、人によっては助産院にもどって来て、そこから母子同室で入院する場合もあります。

めぐみ助産院には、「一人目を帝王切開をしたから二人目も帝王切開でなければ産めません」と病院で言われ、納得できないと言ってくる人が時々います。医師が一人目が帝王切開なら二人目も帝王切開という理由は、子宮破裂のリスクを心配しているからでしょう。確率としては8000人に1人程度ですが、ゼロでない限り慎重になるのは当然だと思います。

ただ、これは帝王切開のケースに限らないのですが、一般的にはリスクとなる条件にあてはまっていても、妊婦さんによって体の状態や、もともとの体力、気力は違うもの。十把一絡げでみんながみんなリスクがあるとは言えません。一人目が帝王切開であっても二人目を無事に経膣出産できる病院はわずかですがありますので、あきらめずに探してみてください。必ず見つかります。

高齢出産だって大丈夫

日本では、35代以上で初めて出産することを「高齢初産」といいます。国によっては、初産・経産を問わず、35歳以上の妊娠を高齢妊娠としています。

近年は晩婚・晩産化が進み、今や全国で4人に1人が高齢妊婦と言われています。

高齢初産の場合、ダウン症児が生まれる確率が高まったり、低体重児が生まれる率が高まると言われています。また、妊娠中毒症などの合併症にかかりやすいとも言われています。でも、人それぞれ個人差がありますし、めぐみ助産院では、お母さんの健康状態や、お産に対する決意を確認し、特に問題がなければお産をしています。もちろん、みんな問題なく自然に出産をしています。

【体験談】高齢初産だけど経産婦なみの安産でした

（匿名　2009年　第1子出産）

昨年10月に妊娠がわかり、とりあえず郷里で比較的評判がいいとされている産科の病院に通うことにしたのですが……。流れ作業のような診察、話を聞いてくれない医師、「フリースタイルで産める」というふれこみだったのに、私の年齢を伝えただけで、「帝王切開になります」とも言われ、行くたびに感じるのは不安ばかり。かねてから気になっていた「助産院で産む」という選択肢について、真剣に考えるようになりました。

ところがネット検索で調べてみると、郷里には「ない!?」。そう群馬県にはお産のできる助産院が皆無に近いのです。

主人の仕事の都合で東京と群馬を行き来する生活をしているので、では東京でと、気持ちを切り替えて探してみると、今度はいろいろありすぎて、どこがいいのやら見当もつきません。とほうに暮れていると、主人の元同僚の方から、「産むならここよ！」とすすめていただいたのが、めぐみ助産院でした。彼女もめぐみ助産院で2人出産した経験の持ち主だったのです。

さっそく電話をしてみると、パリパリした感じの女性（小松先生でした）の声。恐る恐る「43歳で初産、おまけに群馬から通いたいのですが」とお伝えすると「うん！　高齢出産の初産は時間がかかる（から距離があっても大丈夫だ）し、あなたの声、元気があるから大丈夫。妊娠したってことは産む力があるってことだからね！　ＯＫ！　うちにいらっしゃい」とのこと。心強いお言葉に、目の前がパァーッと明るくなって、運命まで感じ、絶対めぐみで産みたいと強く思いました。

健診やヨガには年明けから通うようになりましたが、病院とは正反対に、毎回行くのが楽しくて仕方がありません。ドアｔｏドアで1時間半の道のりも、さほど遠いと感じませんでした。幸い、むくみや高血圧なども出ることもなく、順調に臨月を迎え、予定日から6日遅れの7月20日の朝、とうとう陣痛が始まりました。10分間隔になったところで、先生に電話。お昼ちょっと前にめぐみに到着し、まずは散歩20分、赤ちゃんの心音や脈拍、陣痛の間隔などを確認したあとは、院内の階段昇り降り10往復！

とにかく暑いし痛いしで大変でしたが、そのかいあって、あっという間に子宮口が開いた感じで、無事、3680グラムの女の子を産むことができました。経産婦なみの安産だったそうです。

人生後半に入ってからの妊娠・出産という〝贅沢〟な経験は、めぐみ助産院の小松先生、吉本先生、渡辺先生、そしてスタッフのみなさんのおかげで、よりいっそう素晴らしいものとなりました。本当にありがとうございました。

この出産で一番感じたのは、「お産は技術だ！」ということです。出産の支援はもちろんですし、それまでのプロセス、入院中のお食事から退院後のフォローまでのすべてについて、めぐみでは、確かな技術が感じられました。これからお母さんになろうとする方に、私はめぐみをおススメしたい気持ちでいっぱいです！

出生前検査について

だれでも五体満足で元気な赤ちゃんを産みたいと願っているはずです。でも、だれにも、生まれながらにして障害を持つ赤ちゃんが生まれてくる可能性を避けることはできません。

先天性異常としてよく知られているのがダウン症です。

ある調査によると、ダウン症の赤ちゃんを産む確率は、20歳：１６６６分の1、30歳：９５２分の1、35歳：３７８分の1、40歳：１０６分の1、45歳：30分の1と、年齢が高くなるほど高確率になっています（出典：ダウン症　確率　年齢別）。

出生前に、染色体異常や先天性の病気などを知る方法として、羊水検査や母体血清マーカーテスト、超音波検査などがありますが、安全性や正確性に問題がありました。そこへ新しい出生前診断の方法として２０１３年4月から始まったのが、「新型出生前検査」です。妊婦の血液検査だけで、胎児にダウン症をはじめとする3種類の染色体の変化があるかどうかを調べることができ、検出率は90％以上。ただし、遺伝子解析が必要なため、検査料は21万円と高額で、対象者も、原則35歳以上などと制約がありました。その半年後の２０１３年10月、さらに新しい出生前診断が登場。母親の血液検査と、超音波によって胎児の首の後ろのむくみを測る検査を組み合わせて行うもので、検出率は80％以上。しかも費用は2万5千円ですみ、年齢制限もありません。この検査が行えるのは、今のところカウンセリング体制が整っている6つの医療機関に限られていますが（２０１３年10月現在）、関心を持つ妊婦さんは多いのではないでしょうか。

ダウン症の子が産まれたらどうしよう、と不安に思っている妊婦さんにとって、朗報なのかもしれませんが、安易な中絶が増えるのではないか、命を〝ふるい分け〟することの是非をどう考えるのか、障害のある子どもの存在の否定につながるのではないかなど、倫理的な問題についてはまだまだ議論の余地がありそうです。日本産科婦人科学会は、「十分な遺伝カウンセリングの提供が可能な限られた施設において、限定的に行われるにとどめるべきである」などを含む指針を発表し、安易な受診をいましめています。加えて、日本医師会などが、「臨床研究として認定・登録された施設において慎重に開始されるべき」とする共同声明を発表しています。

いずれにせよ、出生前検査を受けるという選択をするのであれば、陽性という結果が出た場合、どうするのか、あらかじめ夫婦で話し合う必要があるでしょう。

障害のある子どもを育てるのは、精神的にも体力的にも経済的にも大変です。かといって、授かった命を親の都合でふるい分けていいものかどうか。きれいごとではすまされない大きな問題がそこにはあります。

でも、私はこう考えます。どんな子にも生まれてくる権利がある。生きる意味を持って生まれてくる。その子がもし、重い障害を持った子であったとしても、そういう子を育てることのできる精神力と包容力を持った親を選んで生まれてくるような気がしてならないのです。

その子が、その親のもとに生まれたい、そして、何かを伝えようとして生まれてきたのではないかと。

【体験談】ダウン症の子を産んで

（田村由夏さん　２００２年11月　第3子出産）

２００２年の11月29日午前一時過ぎ、陣痛はピーク。10分…5分と、どんどん間隔は短くなっていく。めぐみ助産院へ電話をしたときは、もう体が震えていた。当直助産師の市位さんが「すぐ来てください」と。用意していた荷物を持って、主人とめぐみ助産院へ向かった。私は車の中で「もう一日待てば自宅出産だったのに！（小松先生はこの日の午後旅から帰ってくる予定だった）。こんな夜中に、水中出産も無理だな」なんて思っていた。

到着し、子宮口はほぼ全開。すぐ家族を呼んだ。私の母、小学生と幼稚園の娘も立ち会うことになっていた。みんなが到着し、まもなく出産となった。夜中にも関わらず、娘たちもママのがんばりをずーっと見守り応援してくれた。

午前2時38分、長男、Rが誕生した。Rはお姉ちゃんたちに抱っこされた。首にへその緒が巻き付いていたということで、体が少し紫色だったが、時間がたつにつれ赤くなってきた。私がRを抱いた。一番に思ったことは「目の玉が奥の方にある」だった。夕方、小松先生は帰ってきた。「やっぱり私を待たずに生まれてきたね！」なんて言いながら、Rの産着の胸を開けた。とたんに診察室に走って行った。「どうしたのだろう?」

先生は戻ってくると、「黄疸が強いみたいね。明日、大きい病院へ移ろうか。隠れた病気があるかもしれないから、しっかり調べてもらおうよ」と。

明朝、RはK小児病院へ入院した。毎日、搾乳した母乳を主人が届けに行き、1週間が過ぎた。土曜日の夜、主人が「実は、Rはダウン症なんだ。明日、主治医の先生に会うことになっている」と。

頭の中は真っ白になった。「何を言っているのだろう、ふざけている？　夢？」

しかし、私には思い当たることがあった。その日、病院で母乳をあげているとき、ふとしたRの表情がダウン症の子に見えた。私は「まさか！」と思っていた。

翌日、主治医の先生は、淡々とRの病気について話していた。私はずーっと涙が止まらなかった。その後の検査で合併症もなく（ダウン症は、ほとんどが心臓などあらゆるところに合併症を持って生まれてくることが多い）、12月18日退院。おうちに帰ってきた。とっても、とっても嬉しかった。上の子2人も待ちに待っていたので、かわいくてかわいくて仕方がないという様子だった。

しかし、Rと2人になると不安な気持ちでいっぱいだった。私はRがダウン症という現実を言葉ではわかっているが、なかなか受け入れることができなかった。「もしかしたら間違いかもしれない。朝起きたら夢になっていないかな」なんて毎日何十回も思っていた。ミルクを飲むのがとてもへたで、100ccのミルクも1時間もかかって飲む。この先不安ばかり。どうしていいかわからない日が続いた。

3カ月のとき、肺炎で入院し「危険な状態です」と医者に言われた。人工呼吸器をつけ、手にはたくさんの針とチューブをつけられたRを見たとき、「この先何度もこんなつらい思いをするのだろうか、このまま神様のもとに行った方がいいのかもしれない」と思ったことさえあった。でも、家族、市位さん、友だち、たんぽぽの会（ダウン症児を持つ親の会）のみなさん、たくさんの人が私を支えてくれました。本当にありがとうございました。

今、Rは11カ月。もう少しで1歳の誕生日を迎える。やっと手をつかずにお座りができるようになった。同じくらいの子どもよりも成長がゆっくりで、時間をかけて育っていくR。笑顔がとってもかわいくて……。寝返り、首すわり、お座りなど、一つひとつできることが増えるたびに、家族全員で大喜び！　これから超えなくてはいけない壁はたくさんあると思う。そのたびに私は悩むだろう。でも、超えなくてはいけない。Rのために。私のかわいいかわいい息子だから。

【体験談】二人目もダウン症だったら……という不安を抱えながら

（大竹亜矢子さん　２００４年11月　第3子出産）

めぐみ助産院で3回目の出産をしました。３１４０gの女の子Sが誕生。私は、陣痛を乗り切ったことと、健康そうな赤ちゃんであることに、ほっと胸をなでおろしました。

子どもは3人。結婚したときから決めていました。それなのに、妊娠がわかったときは、喜びよりも不安のほうが多く、複雑な気持ちでした。というのも、長男のTは、障害児だったからです。Tにとっても、弟のYにとっても、兄弟がもう一人いるのはいいことだと思います。でも、今は2人にとても手がかかります。5歳のTとは、言葉でのコミュニケーションはまだ不十分です。こちらの言うことを理解できることが増えてきましたが、危険なことやしてはいけないことの認識はできず、目が離せません。2歳のYは、言葉は通じるものの、わがまま盛りで手を焼いています。2人を外に連れて行くのは至難の技で、最近やっと短い距離なら私の手をつないで、3人で歩けるようになりました。それに、2人ともまだおむつ。さらにもう一人分のおむつが追加されると思うとぞっとします。こんな状態で妊娠するなんてとんでもない！というのが正直なところでした。

Tはダウン症です。21番目の染色体が一本多いために、知的障害とともに、さまざまな障害を併発します。Tは心臓と腸に欠陥があり、手術が必要でした。

Yの出産予定日は、Tの2度目の手術日。私は助産院に入院しながらTの身を案じていました。主人は仕事が忙しい中、小児病院とめぐみ助産院を行ったり来たりして大変な思いをしました。その後もTの入院のたびにYの預け先を探しまわりました。

そして、Tの3度目の手術の入院中に、妊娠がわかりました。次に生まれてくる子が健康であるという保証はどこにもありません。また病気の子をかかえることになったらどうなるのだろう……と嫌なことばかりを想像し、つわりもあってますます気分が悪くなる毎日でした。

羊水検査を受けるかどうか、主人と話し合いました。「産むと決めたら覚悟を決めよう。障害があったら嫌だというのはおかしい。それなら子どもを作らない選択をするのが道理だろう」

まったくその通りで、異論はありません。でも、子宮の中で猛スピードで細胞分裂を繰り返しながら、日々成長しているわが子。頭では理解していても、胸の奥のほうでうずいている不安は、なかなか拭い去ることができませんでした。

Tの障害はとてもショックでした。けれども、Tの成長は、私たちに多くの喜びを与え、親をも成長させてくれました。多くの出会いを与えてくれ、本当にTの誕生には感謝しています。しかし現実には、就学や就職、健康の問題と障害児を持つ家族の精神的・経済的負担は決して軽くはありません。

といっても障害は先天的なものばかりではなく、事故や病気で、生まれた後から持ってしまうこともあります。生きている限り、子どもだけでなく自分だって、何があるかわかりません。うじうじと先のことを考えて悩んでいても仕方がありません。

私は妊娠3度目にして初めて、母になる厳しさや難しさをひしひしと感じていました。

Sは、生後6週間になりました。丸々としてきた顔を見ていると「かわいいなあ、今まで生きてきて本当によかった」と、以前鬱々と過ごしたことが嘘のような、幸せな毎日です。

心配していたTとYのおむつが最近になって急にとれはじめました。増えた家族と、夜中の授乳で疲れているけれど、子どもたちの成長は嬉しく、気持ちに張りが出てきます。産む前はいろいろ心配したけれど、生まれてみれば、何とかなってしまうところが不思議です。きっと周囲で助けてくれる人たちがたくさんいるからなのでしょう。

3人の息子を育て上げた義母は「疲れたときはいい音楽を聴いてゆっくりしなさい。そういう時間を作り出すことも、長い育児の中では大切なことよ」と教えてくれました。確かに、母親が前向きで、心身ともに健康でなければ、これからの生活は乗り切れないかもしれません。

私の3人の子育てはスタートしたばかりです。これから本格的に忙しく大変になってくるのだと思います。それでも今の気持ちを忘れずに、将来子どもたちが「兄弟がいて楽しかったなあ」と思える日がくることを願って、日々の育児に励みたいです。

第3章　赤ちゃんの不思議

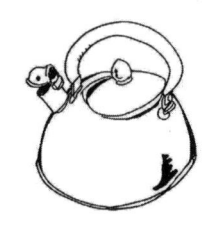

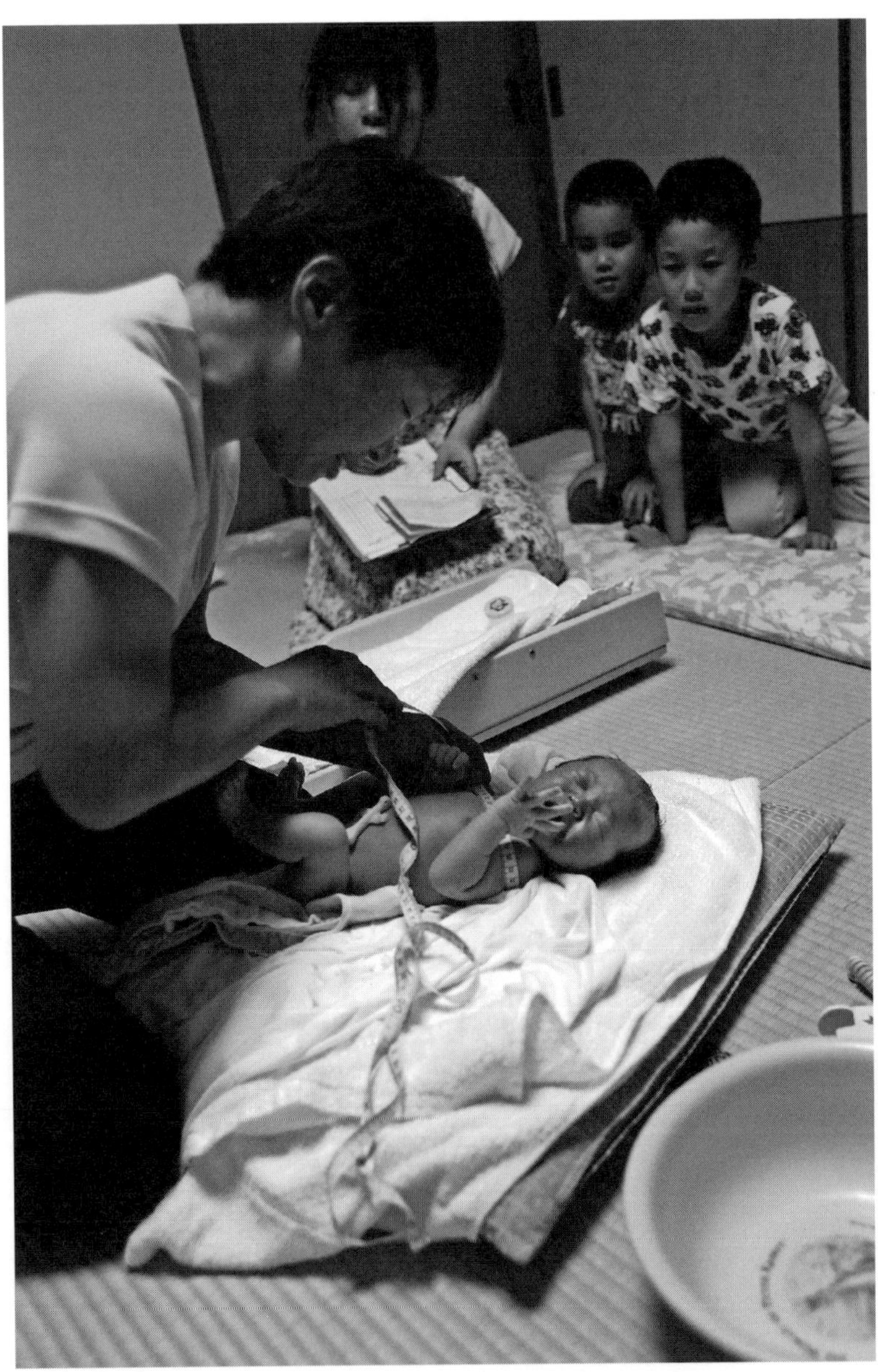

赤ちゃんは願った日に生まれてくる

何人もの赤ちゃんをとりあげているけれど、赤ちゃんってすごいな、と思うことがたくさんあります。そのうちの一つが、「赤ちゃんは、願った日に生まれてくれる」ということです。

立ち会い出産を希望しているけれど、夫は単身赴任でこの日しか帰ってこない、平日は絶対に仕事を休めない、この日の夜しかダメ、などなど人それぞれ事情があるのですが、そういう人には「赤ちゃんに毎日、いついつに生まれてきてね」と話しかけるといいよ、と言っています。自己暗示がきくのか、赤ちゃんがお腹で聞いているのかわかりませんが、そうすると、見事にその日、その時間帯を選んで生まれてくることが多いのです。夫がその日はいてくれるという安心感から体が緩んで陣痛が始まるのかもしれませんが、赤ちゃんが願いを聞いてくれたと思えてなりません。

私のほうも、助産院での出産と出張出産が重なったり、研修で県外に出かけている日とお産の予定日が重なることがあるのですが、うまいぐあいに少しずつ時間がずれて、無事すべてのお産をこなすことができた、ということがよくあります。こんなときは、何か人知を超えた不思議な力が働いていると思わずにはいられません。

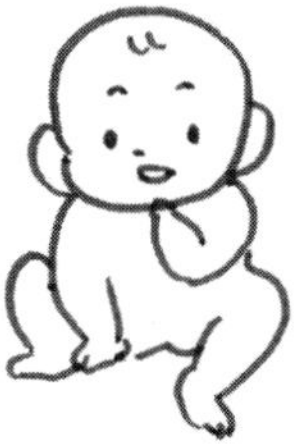

【体験談】お腹に言い聞かせていた日に生まれてくれた

（佐々木知子さん　2007年8月　第2子出産）

念願のめぐみ助産院での幸せな日々を迎えることができました。長男のときからご縁をいただき、今年の目標を「二人目の出産」としたところ、おかげさまで思い通りさずかりました。長男のときも、自分の直感で男の子、今回も直観で女の子と、予想通り生まれてきてくれました。

長男の出産は、重い荷物を持ったとたん下がったのを感じ、二人目も、予定日より2週間くらい早まるだろうと思い、診察でも早めに生まれるだろうと診断されていました。

途中、よく動く子だな～と感じていたら、実は逆子になっており、小松先生のアドバイスで逆子運動を帰宅後一度実践したら、その場で回転してくれ、とてもいい子でした。

毎日「お父さんとお兄さんがいるときに、2800～3000gくらいでゆで卵みたいにスルッ、ポン！と生まれてきてね。小松先生のところでね」とお腹に言い聞かせつつ、弱～い痛みは少しずつあったものの、本格的な陣痛は早めという予想に反してなかなかきませんでした。まだ予定日までは余裕があったものの、階段ダッシュやわが家の周辺を汗だくで歩きました。

そして8月12日、長男とお昼寝をしていたら突然痛みが……。先生に電話をすると、満潮は夕方なのでまだ……とのこと。ところが電話を切ったとたんに5分間隔で立っていられないほどの痛み。これは早いと思い、再度電話をして助産院に向かいました。

車中でも何度も痛みがあり、「もうここで生まれてもいいや」と、がまんできずに3回ほどいきんでしまいました。なんとか到着して診察室へ。「もう生まれるよ」と先生の一声。長男のときは何もかも初めてで、大声を張り上げてばかりいました。でも、赤ちゃんはお腹の中で聴いていると知ったので、なるべくリラックスを心がけたつもり……。でも痛いものは痛い。

主人と長男が手を握り締めて応援してくれ、途中、長男は主人の手を振り払い、自分だけの小さな手で力づけてくれたのがとても愛しく感じました。

数回のいきみで、赤ちゃんはツルン！ニョロン！と出てきてくれて、それは入院して11分後のことでした。先生もびっくり。お腹の上ですでにうんちをしていたり、出血は測定不能なほどほとんどなく、とてもとても安産で、いいお産を経験できました。

お願いしていたとおり、主人とお兄ちゃんのいるときに、2790gで生まれてきてくれたのも喜びでした。ちゃんと赤ちゃんは聞いてくれているのだと感心しました。

2日目の夜から、なんとかおっぱいも上手になってきて、長男同様母乳のみで育てる自信がわいてきています。心配していた長男の反応も、冷静にお産に立ち会ったおかげでしょう。「あーちゃん、かーいい！」となでてくれます。長男もいまだおっぱいから離れていないので、左右のおっぱいを長男と長女に与えながら、「これが幸せなんだな」と実感しています。

主人も当初、立ち会いは避けたい様子でしたが、実際に立ち会ってくれたおかげで、さらに感動した様子です。わが子のへその緒を切ることができたのは、主人にとって素晴らしい経験でした。

赤ちゃんは生まれるときと場所を選んでくる

めぐみを訪れる妊婦さんのなかに、一人目を流産してしまったあと、2人目、3人目を無事に産んだ人がおおぜいいますが、そういう経験をした人のほとんどが「はじめての妊娠のときは、赤ちゃんを迎える心の準備ができていなかった」「子どもが生まれてからの生活のイメージがなかった」と言います。それでも無事生まれてくる赤ちゃんもあるけれど、心のどこかで、赤ちゃんは「自分は歓迎されていない」という何かを感じとっていたのではと思えてなりません。

「赤ちゃんは、生まれるところを選んでくる」と言う人がいるのだけど、それも、あながち嘘ではないかもと思います。

赤ちゃんは、「あの人は寂しそうだな。あの人のところに生まれて、喜ばせてあげよう」と思って、その家に生まれてくるというのです。

もちろん、そんなことは本当にはありえないのですが、夫婦2人の生活をぞんぶんに楽しんでいる人、仕事がとても充実している人で、なかなか赤ちゃんを授からない人を見ると、そういうこともあるかもしれないな、と思うことがあります。赤ちゃんは、「自分がいなくてもあの人たちは十分に楽しく暮らしているな」と思ってその人たちのもとには来ないのかもしれません。

だから、不妊症で悩んでいる人も、「そうか、私はとても充実しているから大丈夫だと思って赤ちゃんがきてくれないんだ」と前向きに気持ちを切り替えてもいいのではないかしら、と思います。もちろん、どうしてもあきらめられない、という気持ちもわかりますが、不妊治療にはたくさんのお金がかかりますし、精神的な負担も大きいものです。それであれば、ふと立ち止まって、違う選択を考えてもいいのではないでしょうか。辛い不妊治療はやめて、今の生活を楽しむという選択肢もあっていいと思うのです。赤ちゃんを授かった人がすべて幸せかといえば、そうとは限りません。子どもができたために喧嘩が絶えなくなった夫婦もいます。「子どもを持つことだけが幸せだ」という考えから解放されれば、違った幸せが見えてくると思うのです。

辛い不妊治療を続けている人が、治療をやめたとたん妊娠するということがときどきあります。どうしても産まなければ、というプレッシャーから逃れられることで、心も体もリラックスして妊娠しやすくなるのでしょう。そのくらい、心と体はつながっています。

【体験談】流産を経験して

（三井田里奈さん　2003年8月　第3子出産）

今年の夏、3人目の子を授かることができました。この子を授かるほんの2カ月前に流産を経験し、子どもを無事産むことができることが、とてもありがたいことで、自分の力だけではどうすることもできないことだと実感しました。

上2人の子は、何のトラブルもなく、自然に妊娠・出産することができました。だから、以前の私は、子どもは自分が望めば授かると心のどかかで簡単に考えていました。最初、3人目の妊娠がわかったときは、実は少し悩みました。上の子2人が今年から幼稚園と小学校に入り、やっと自分の時間が持てると思っていたからです。悩みはしましたが産む覚悟をし、3人の子どもとの生活を想像する日々を送っていました。ところが、悩んだ罰があたったのか、流産してしまったのです。初期の流産だったので、私のせいではないと言われましたが、初めに悩んだからだろうかと自分を責めたりもしました。そして、もう一度チャンスを与えてもらえるなら、また命を授かりたい、そして今度は心から感謝して、その子を受け入れたいと思うようになりました。あんなに、子どもは2人でいいと思っていた私が、このときからは、子ども3人の生活しか考えられなくなっていました。

それから2カ月後、ありがたいことに妊娠することができました。今度は無事育っていきました。そして、8月29日、上2人の子も立ち会って、第3子、Aをこの手に抱くことができました。

出てきてからわかったことですが、Aのへその緒には結び目ができていて、これがもしきつく締まっていたら死産になっていたらしいのです。運よくゆるかったので、何の障害もなく生まれてくることができたのです。これも原因はわからず、もし途中で気付いてもどうするもできなかったということなので、赤ちゃんの生命力の強さや私にはどうすることもできない、見えない不思議な力というのか何かわかりませんが、そういったものに驚かされました。人がこの世に生まれるってすごいことだと改めて感じました。

勝手な考えですが、今思えば、あの流産は私には必要だったのではないかと思います。もし今までのように、何のトラブルもなく出産していたら、また受け入れ方が違った気がします。悲しい経験をしたけれど、その分、もっと大きな感動を味わうことができたのだと、今は会えなかった子に感謝をしています。

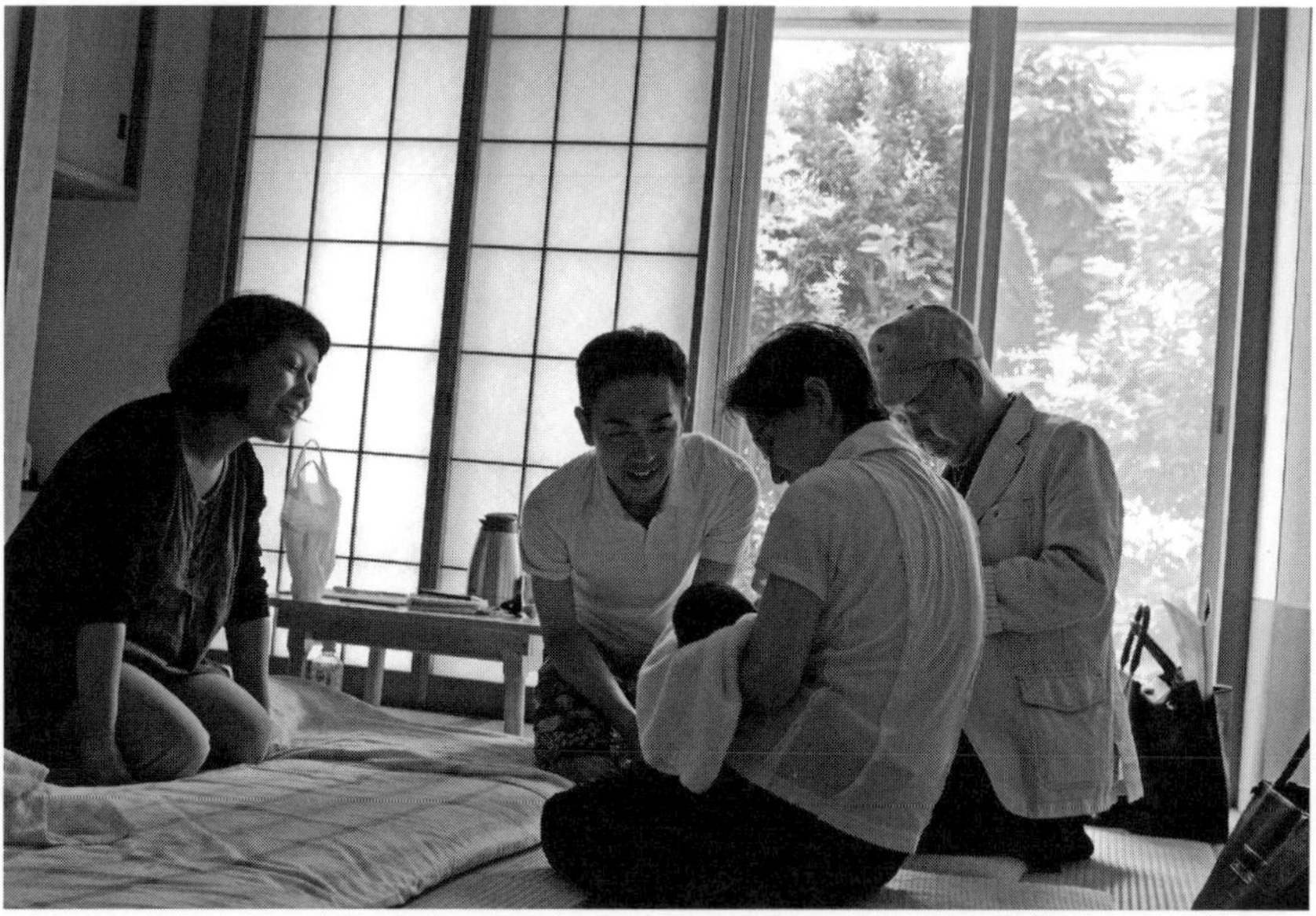

第4章　自然に産むための体づくり

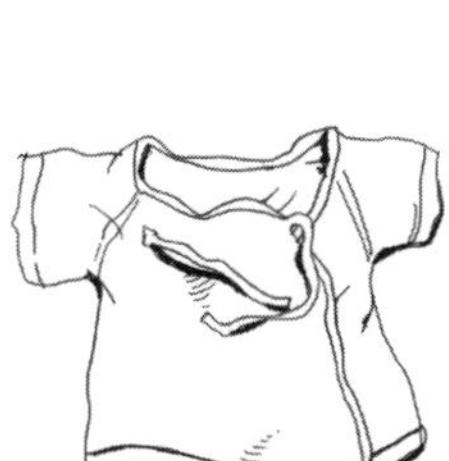

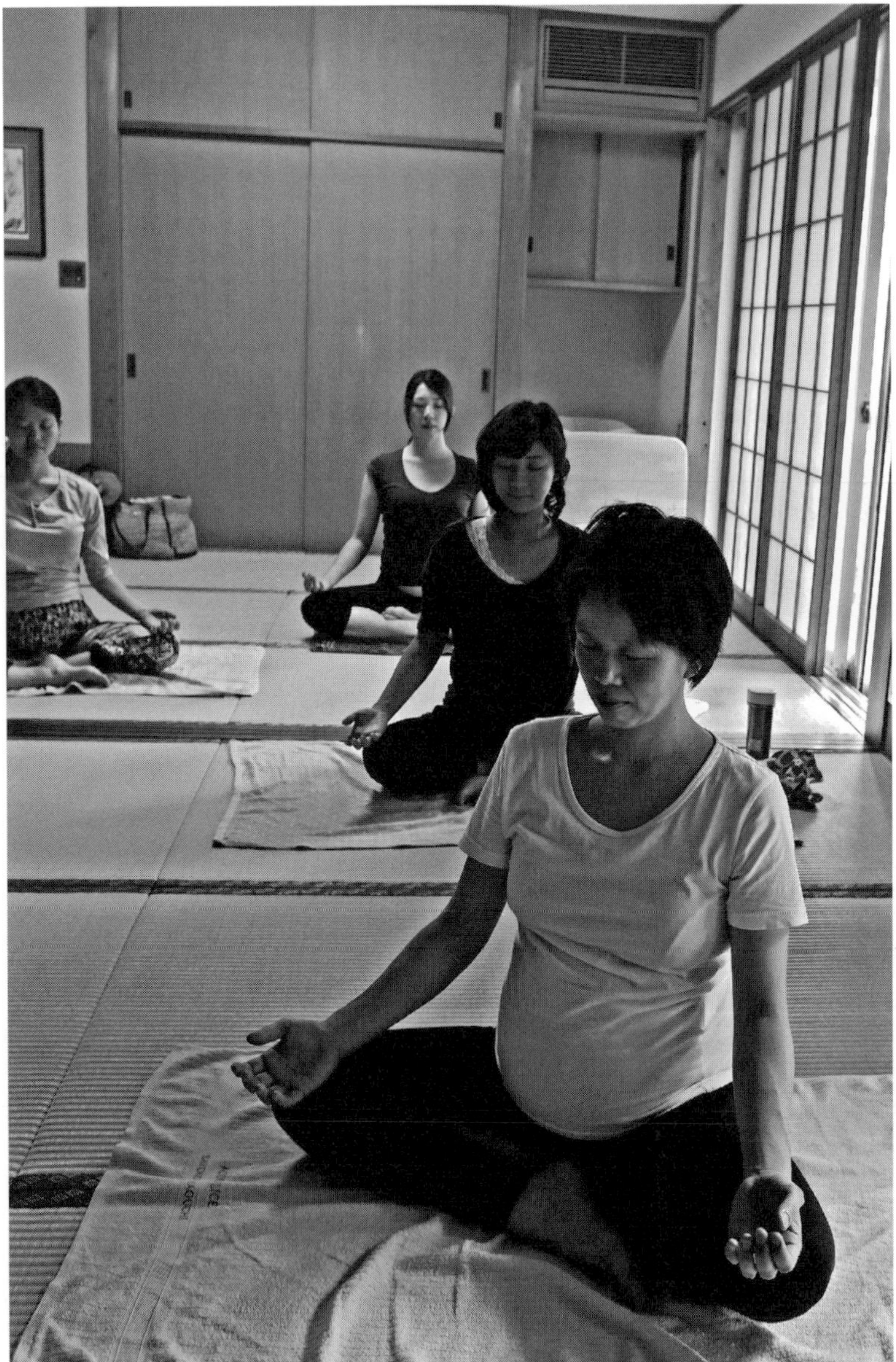

母子ともに健康に妊娠・出産を乗り越えるためには、体作りが大事です。なるべくラクに産みたいのなら、日頃から体をよく動かして、安産体質を作っておくことです。

この章では、妊娠中に気をつけておくべきことを紹介します。

体を冷やさない

「妊婦は体を冷やすな」と昔から言われていますが、それは次のような理由からです。

①体が冷えると筋肉が硬くなり、足がつったり、肩こり、腰痛の原因になる。
②血行が悪くなり、赤ちゃんに栄養がいきわたりにくくなる。
③手足がむくみやすくなる。
④子宮の筋肉も冷え、微弱陣痛になりやすい。分娩も長くなりがち。
⑤産後の肥立ちが悪くなる。産後の出血が長引いたり、母乳の分泌にも悪影響がある。

冷えは安産と母乳育児の大敵なのです。

体を冷やさないためには、①温かい服装をする、②体を温める食事をする、③適度な運動をする、④シャワーよりはお風呂に入って体を温める、⑤クーラーの使用を控えるなどに気をつけてください。②、③については後の項目で詳しく述べます。

①については、薄着をせず、温かい服装をしてください。自分では冷えているという自覚がなかったり、上半身はむしろほてっているように感じていても、体の芯や、下半身は意外に冷えて

いたりします。

夏でも露出の多い服は避け、クーラーのきいている部屋では、首にはスカーフを巻き、足にはパンツかレギンスを履きます。素足にサンダル履きではなく、靴下をはいてスニーカーやかかとの低めの靴を履いたほうがいいでしょう。冬はさらにレッグウォーマーを使うといいでしょう。

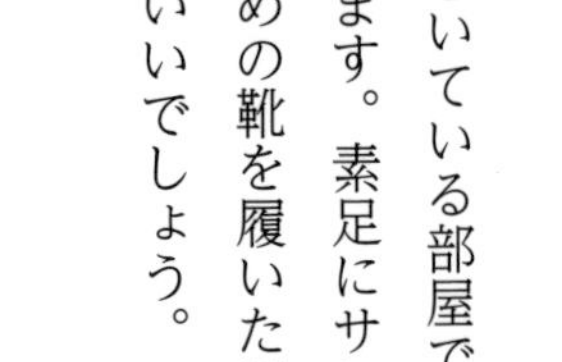

バランスの良い食事

妊婦さんには、和食中心の食生活を奨めています。洋食はどうしても脂っこいものが多く、カロリーが高くなりがちです。

できるだけ新鮮で安全なもの、添加物の少ないもの、旬のもの、近くで取れたもの（地産地消）をとります。大地を守る会、生活クラブ生協、らでぃっしゅぼーやなど、食の安全に力を入れているところを利用するのもいいでしょう。

肉よりは魚を多目に。ごはん、納豆や豆腐などの豆類、野菜をバランスよく食べます。

野菜は、葉物野菜は体を冷やすので控えめに。ホウレンソウや小松菜などは炒めるよりはおひたしにしたほうがカロリーが抑えられます。

レンコンや大根、ニンジンなどの根菜は体を温めてくれるので、煮物などにして積極的にとりましょう。これらを小さく切って、具だくさんの味噌汁にして食べると、手軽にたくさんの食材をとることができます。

昔ながらの、乾物を使ったひじきや切り干し大根、煮豆など和食のお惣菜は、低カロリーで栄養もありますし、日持ちがするのでたくさん作りおきしておくといいでしょう。お惣菜屋さんで買うと割高ですし、味付けも濃すぎます。自分で作れば材料が何かわかって安心です。

塩分は摂りすぎると妊娠中毒症の原因にもなりますから控えましょう。醤油やソースを使うときは、料理に直接かけずに、小皿に入れて、いる分だけつけて食べるとそれだけでも塩分が控えられます。薄味に慣れることです。

甘いものは極力控えましょう。特にチョコレートは体を緩める作用があるので控えます。コーヒーや紅茶にお砂糖をたっぷり入れる人は控えめにするか砂糖なしで。甘い缶ジュースやペットボトル飲料には、思っている以上にたくさんの砂糖が使われているので、お茶や水など甘くないものを選びましょう。

麦茶は体を冷やすので控えます。万能茶、ほうじ茶、緑茶などがいいでしょう。もちろん水もいいです。冷たくしないで、常温で飲みましょう。

妊婦健診で、むくみがあると言われた人は、水を飲むときに小さいコップで飲むようにするといいでしょう。大きいコップだとついつい飲み過ぎてしまうからです。

おやつが食べたくなったときは、クッキーなどの甘いものではなく、おせんべいのほうがおすすめです。あるいは、お菓子ではなく、おにぎりとか、ふかした芋、煮干しなどをおやつにするのもいいでしょう。

フルーツは食べ過ぎると体を冷やしてしまうので、旬のものを少しだけとりましょう。目安としては、ミカンなら1、2個。イチゴなら5、6粒、ナシは半分くらい。果物を買うとき、一袋いくらで買うとついつい食べ過ぎてしまうので、食べたいときに1個ずつ買うというのも手です。

夏でも冷たい飲み物やアイスクリームなどは体を冷やすので避けたほうがいいです。どうしてもアイスクリームが食べたくなったら、せめて乳脂肪の少ないシャーベットにしてください。

食事を作るのが面倒で、インスタントラーメンで済ませるというときも、残り野菜を入れるなどしてバランスを取るよう工夫します。コーンの缶詰を入れてもいいでしょう。

コーンのほか、素材ものの缶詰は、防腐剤も入っていませんし、手軽に使えるので、常備しておくと便利です。

アトピーのある人は、妊娠8カ月以降、牛乳、卵は極力控えます。

お米は白米よりも、玄米や、胚芽米がおすすめです。ビタミンEが豊富なので、血の巡りがよくなり、肩こりも解消します。便秘にもいいし、よく噛んで食べると、胃腸が強くなります。

妊娠後期になると、直腸が子宮に圧迫されて便秘がちになります。できるだけ薬に頼らず、朝一杯お水を飲むとか、繊維質の多い食事を心がけて、自然に治すよう努力しましょう。

体を冷やす食べ物、温める食べ物

めぐみ助産院の入院食は、マクロビオティック（食事療法の一つ。基本的に玄米菜食）の考え方に沿った食事を提供しています。

マクロビオティックとは、生命のあるものは、すべて全体で調和が保たれている。葉っぱから根っこ、皮やアクも含めたまるごとを食べることで、生命を維持することができる＝一物全体食という考え方が基本になっています。

本来、人間の体は中庸です。食べ物には、どんなものにも陰と陽があります。中庸を保つために、陰の食べ物と陽の食べ物をバランスよく食べることが大事です。

基本的に「陰」の食べ物は体を冷やし、緩める、反対に「陽」の食べ物は、体を温め、引き締めると言われています。妊娠中は、とくに、「陰」のものを食べ過ぎないように注意しましょう。

【陰と陽の食べ物の見分け方】

「陰」とは	「陰」の食物
体を冷やして緩めるもの。 甘い・酸っぱい・辛い・水分が多い・カリウムが多い・下から上へ向かう力・広げる力＝遠心力	コーヒー、果物、砂糖、化学調味料、夏野菜（トマト、きゅうりなど）など
「陽」とは	**「陽」の食物**
体を温めて引き締めるもの。 塩辛い・苦い・渋い・水分が少ない・ナトリウムが多い・上から下へ向かう力・引き締める力＝重力	肉魚類・卵、天然醸造の醤油・味噌、梅干し、根菜類など

余談になりますが、めぐみ助産院で使っている塩は、「海の精」という、海水を丸ごと凝縮したものか、生活クラブ生協の「ましお」です。いずれも、母なる海のエキスで、ナトリウムだけでなく、マグネシウム、カルシウム、カリウムなど、60種類以上の、健康保持に欠かせない天然ミネラルが豊富に含まれています。

食塩などの名で売られている化学塩は、塩とは名ばかりで、塩化ナトリウムが99%以上、その他のミネラルのほとんどが取り除かれてしまっています。世で言われている塩分の摂り過ぎは、実際はミネラル不足、つまり、ミネラルの足りない化学塩を使うことで、体がミネラル不足になり、各機能がうまく働かなくなって、さまざまな病気が引き起こされているのです。

私たちはお母さんのお腹の中で育ち、産まれてきます。つまり「羊水」という海から産まれるわけですが、羊水は古代海水と同じ無機成分（ミネラルバランス）を保ち、その中で30億年の進化を繰り返しています。海水も羊水も、どちらも命のふるさとです。生命の循環を考えると、やはり自分たちもまた大地に還っていける生き方を選びたいものです。

大地と循環して行ける生き方、それは小さな一歩から始まります。これから生きてゆく命にきれいな地球を残してあげられるように、台所の大切さを見直してみましょう。

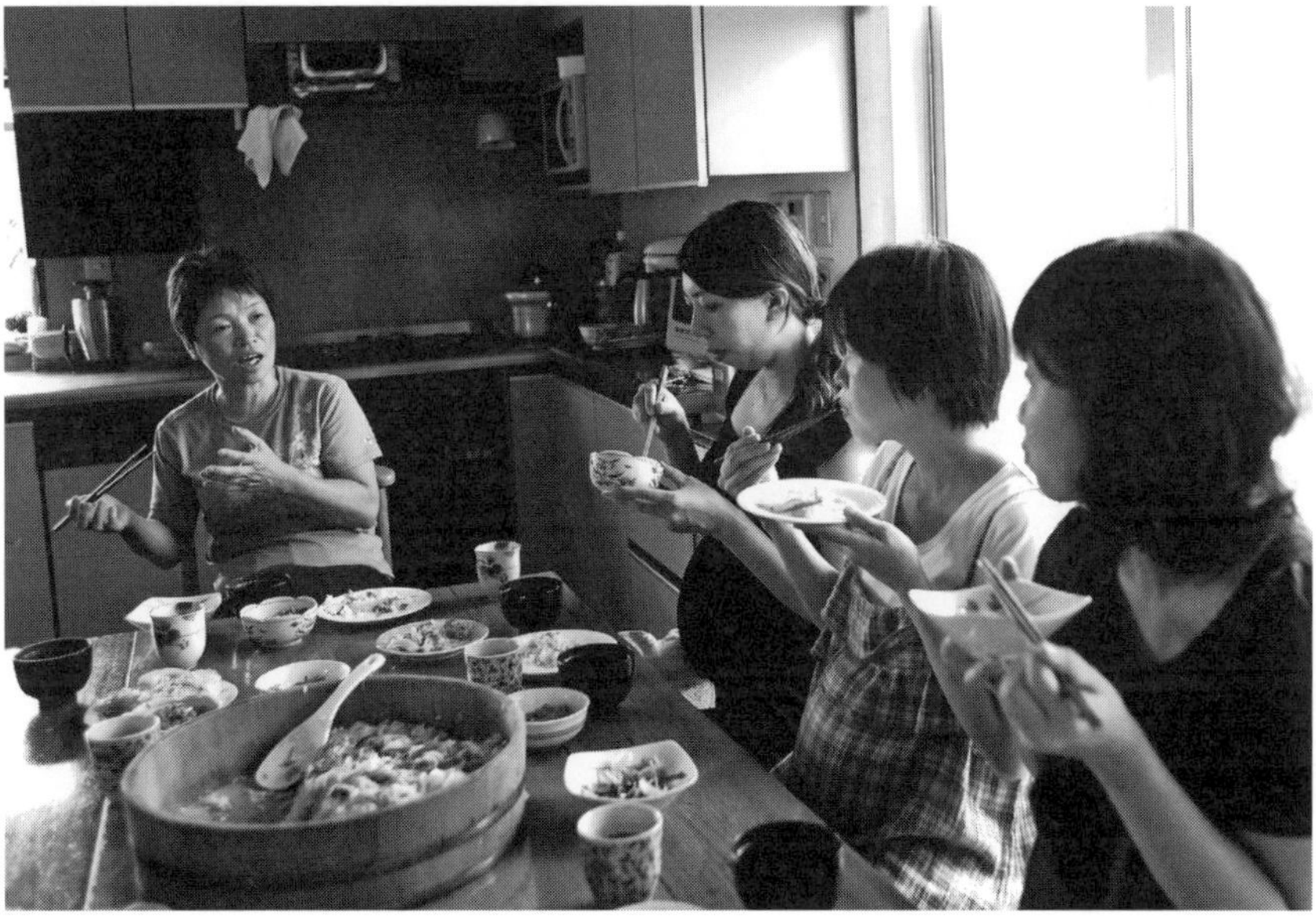

規則正しい生活

早寝早起きは、健康な生活の基本です。

赤ちゃんの成長のために、またお母さんの若さを保つためにも10時半から、遅くても11時には寝てほしいです。なぜなら10時から翌朝2時くらいが最も成長ホルモンが出る、黄金の時間だからです。成長ホルモンは、育ち盛りの子どもだけではなく、成人にも必要なものです。成長ホルモンの主な働きは、①「組織の成長を促す」＝骨や身長を伸ばす、筋肉の強化など、②「代謝のコントロール」＝疲労回復、脂肪の燃焼、病気への抵抗力、肌や筋肉など、体組織の修復・再生などの二つ。睡眠不足で成長ホルモンの分泌が減ると、疲れが取れず、体の抵抗力や免疫力が下がります。お肌にもよくありません。

夕食は、6時半までにはすませましょう。夫の帰りが遅いからといって、遅くまで何も食べずに待つのはお腹の赤ちゃんのためにもよくありません。また、寝る前にお腹がいっぱいになると眠りが浅くなります。ここは割り切って、先に食べてしまいましょう。夫が帰ってきたら夫の分だけ食事を用意して、自分はお茶だけで付き合うようにするのもいいでしょう。

朝は遅くても7時半には起きます。だらだらと寝ていないで、こまめに体を動かすことは安産のためにもいいことです。

適度な運動

日ごろから体をよく動かしている人は安産になる傾向が強いです。

妊娠12週以降は、胎盤ができ上がって安定期に入りますから、マタニティスイミングやマタニティヨガに通うのもいいでしょう。めぐみ助産院では、健診のついでに参加できるように、マタニティヨガの教室も開いています。

ヨガでは、陣痛の痛みをやりすごすポーズや、痛みを緩和するためのリラックスのポーズ、呼吸法なども学びます。いざ陣痛となったときに焦って自分を見失わないように、しっかりお産のイメージトレーニングをしておきましょう。

日常生活の中でも、できるだけ意識して歩きましょう。目的もなく歩くのはなかなかできないものですから、今まで自転車で行っていた買い物に徒歩で行く（ただし、重いものを買うときは自転車を使ったり、夫に手伝ってもらうようにして）、夫を迎えに行きがてら駅まで歩くなど、なにかにつけ理由を見つけて歩きましょう。一万歩歩けというのは無理です（2時間くらいかかります）が、10分とか20分とか時間を決めて歩いてもいいでしょう。だらだらと歩かず、速足でさっさか歩きます。

妊娠期間中は、普通のときよりも日焼けがひどくなりますので、夏はしっかり日焼け対策をしてください。

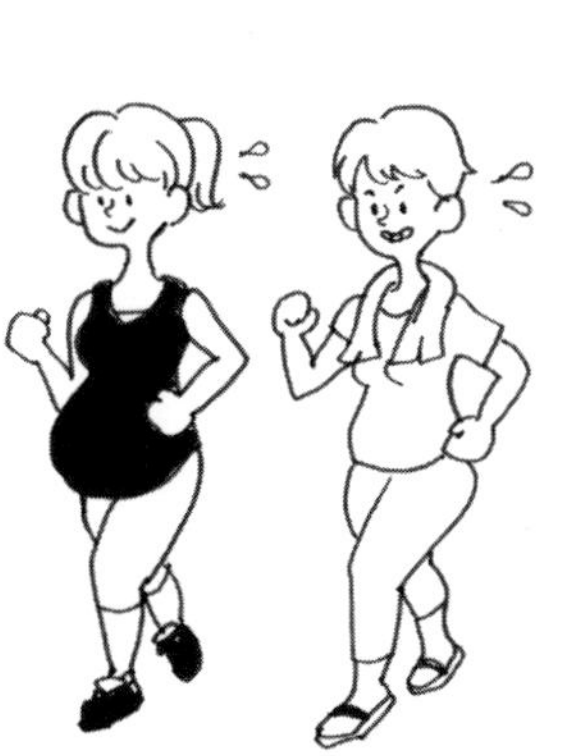

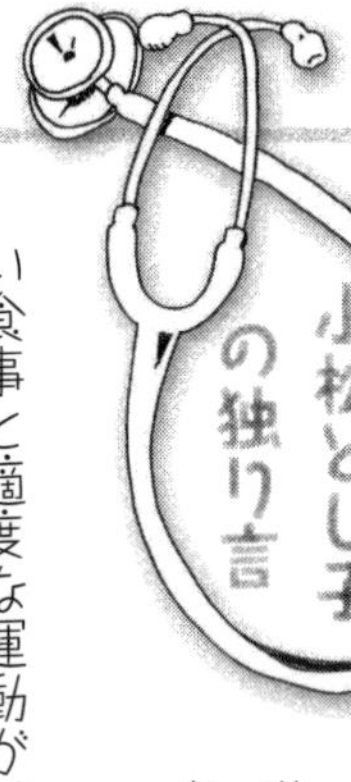

小松とし子の独り言

昔の人はよかったとつくづく思うのは、普通の生活をしていたら、それがすべて安産につながっていたということです。野菜中心の粗食だったし、どこかに出かけようと思ったら、足で歩くしかありませんでした。トイレは和式なので、毎日スクワットトレーニングをしているようなものでした。バランスのよい食事と適度な運動が、意識しなくても自然とできていたのです。

また、昔は情報も少なくて、お産について知るには自分の親や身近な経験者に聞くしかなく、今のように情報がありすぎて迷ったり悩んだりする必要もありません。

日本の少子化の原因の一つに、晩婚化によって女性が妊娠しにくくなっていることもありますが、昔なら女性は若いうちに結婚するのが当たり前、いつまでも結婚しないでいたら、世話好きのご近所さんが縁談を持ってきてくれるから、たいていは妊娠適齢期のうちに結婚・出産をしていたのです。

今は、生活が豊かになり、情報もたくさんあるけれど、選択肢がありすぎて、自分でしっかり調べてよい環境を選んでいかなければ、自分らしい生き方ができない時代になりました。マスコミがこう言っているから、ネットに載っていたから、お医者さんが言うからと、情報を鵜呑みにせず、「ほんとうにそれは正しいのかな」「自分はどうするべきなのかな」と立ち止まって考える習慣をつけてほしいと思います。

自分の体を守れるのは、ほかならぬあなた自身なのですから。

妊娠中毒症に気をつけよう

妊娠中、もっとも恐ろしいのが妊娠中毒症です。

妊娠中毒症とは、①高血圧、②尿タンパク、③むくみ（浮腫）のうちの1つ、もしくは2つ以上の症状が見られ、それが妊娠前から持っている症状でないものをいいます。

最近では、むくみは除外され、名前も、「妊娠中毒症」から「妊娠高血圧症候群」に改められました。妊娠中はむくみが出る妊婦さんが多く、特別に病気とは言えないのではないかという考え方が広がっているのと、妊婦さんを必要以上に不安にさせないためです。ただ、これまでどおり、むくみにも気をつけたほうがいいことに変わりはありません。

症状が出やすいのは妊娠8カ月以降の後期で、重症になると母子ともに大変危険な状態になります。

①高血圧：妊娠中の高血圧とは最高血圧が140mmHg以上、最低血圧が90mmHg以上のことをいいます（日本産婦人科学会）。

②尿タンパク：尿にタンパクが現れることを尿タンパクといいます。尿は、血液中の不要物が

腎臓でろ過されて排出されたものですが、妊娠中毒症になると腎臓の機能が低下して、尿の中にタンパクが漏れやすくなるのです。

③むくみ：体の組織に水分がたまることで起こります。足のすねを指で押して、もとに戻るまで時間がかかる状態です。むくみを防ぐためには、塩分や水分を控える生活を心がけましょう。一晩寝たら治る程度なら心配ありませんが、朝起きたときからむくんでいるようだと心配です。

もともと糖尿病、高血圧、腎臓病の人や、家族がこれらの病気を持っている場合は妊娠中毒症にかかりやすいと言われています。また、太り過ぎている人、ハードな仕事をしている人、ストレスの多い人、睡眠不足の人、前の妊娠で妊娠中毒症にかかった人も、そうでない人よりはかかりやすい傾向があります。

予防のためには、バランスのよい食生活や規則正しい生活を心がけることが何より大事です。

妊娠中の性生活

妊娠中の性生活は控えましょうと書いた本も見かけますが、いつも通りでかまいません。ただし初期や後期はあまり激しすぎないように。また、妻の意向を尊重しましょう。セックスだけが愛情表現ではありません。手をつないで寝たり、お互いにマッサージをし合ったり、お風呂に一緒に入ったり、いろいろなスキンシップのしかたがあります。２人で相談して、気持ちのいいことをたくさんしてください。

楽しいことはどんどんやろう

映画や、コンサート、観劇など、自分のしたいことはどんどんしましょう。妊娠中だからしてはいけない、ということは基本的に何もありません。早産の心配がある人は別ですが、健康であれば、車の運転も、飛行機での旅行も36週くらいまでは大丈夫です。

この機会に図書館も利用して、たくさん本を読みましょう（この本の巻末におすすめ本のリストもあります）。

子どもができたら簡単には出かけられなくなりますから、産休中にしかできないことは悔いのないようにやっておきましょう。

仕事を続けるなら

仕事は、デスクワークが中心なら、36週くらいまでなら働いても大丈夫です。臨月くらいまで働いていたという人もいます。重い荷物を運ぶ仕事だったり、一日中立ちっ放しの仕事などは、配置転換が可能なら、会社にかけあってみてもいいのではないでしょうか。

パソコンを使う仕事の人は、こまめに休憩をとり、体を伸ばしたり足を伸ばしたりしましょう。

足がむくみやすい人は、デスクの下に台を置いて、足をのせて高く保つなど工夫しましょう。

心配なのは、エアコンによる体の冷えです。真夏でも、カーディガンや膝掛けを常備して、冷え対策をしっかりしましょう。とくに下半身は暖かくして。夏でもレギンスをはくくらいでちょうどいいでしょう。靴下も必ずはいてください。

通勤電車は、混んだ時間帯を避け、優先席があれば座らせてもらいます。「マタニティマーク」をつけたり、マタニティウェアを来て、妊娠中だということをアピールしてもいいでしょう。

自分の体の声をよく聞いて、ひどいつわりのときや、体調に何か不安を感じるときは無理に出勤せず、休暇をとりましょう。医師の診断書があれば、有給扱いになる場合がありますので、社内規定を調べておくといいでしょう。

自分の身を守るのは自分だということを忘れてはいけません。

清潔について

お腹が大きくなると動くのも大儀になります。だからこそ、体を清潔に保ち、すがすがしくごしましょう。シャワーよりもお湯につかるほうがいいです。体があたたまりますし、筋肉が緩んでリラックスできます。

外陰部は、お湯で洗います。石鹸で洗うと、ざっと洗っても洗った気になってしまうのでお湯でていねいにあらうほうがいいのです。また、膣内は、乳酸菌によって酸性に保たれ、悪い菌が繁殖しにくい環境になっているのですが、石けんでごしごし洗うと、善玉菌まで洗い流してしまうので、カンジダなどの感染症にかかりやすくなってしまいます。

この時期、おりものがふえます。気持ち悪いからといっておりものシートを使う人もいますが、おりものシートはかぶれやすいので、薄手のショーツをたくさん用意して、一日に何度も履き替えるほうが衛生的にもいいです。

間食が増えるので歯磨きはこまめにしましょう。

妊娠すると子どもにカルシウムを取られるので、歯が悪くなるとよく言われますが、本当のところは、妊娠期間中は口の中が酸性になるために虫歯になりやすいようです。その上、間食が増え、口に何か入れている状態がいつもより長くなりますから、よけいに虫歯になりやすくなります。だらだら食べをやめ、規則正しく食べるようにしましょう。もし間食したらその都度歯を磨くようにしましょう。歯磨き粉をつけると歯が摩耗するので、何もつけないで磨くといいでしょう。歯磨き粉をつけると、適当に磨いても磨いた気になってしまうこともおすすめしない理由です。

【体験談】マタニティヨガで
（佐藤紀久子さん　２００２年11月　第３子出産）

今、第3子を妊娠中。上二人は、里帰り出産で、総合病院で産みました。３人目は近くの病院で産むつもりでしたが、8カ月のときに、幼稚園ママにめぐみ助産院のことを聞き、「あー、産むならここだわ」という直感が働き、ここでお世話になることに。

実は、第1子が大きかったためか、お産のときに「恥骨離開」（産後、出産で開いた骨盤が完全に元に戻らず、恥骨に隙間ができていること）になってしまい、産後、歩くのが辛い！とにかく恥骨がいたい！お産ってタイヘン！という経験をしました。産後は整形外科に通い、コルセットを巻く生活を続けていました。第2子のときは、妊娠後期から妊娠後も恥骨が痛い。第3子のときも痛みがあり、小松先生に相談すると「マタニティヨガでなおるわよ」と一言。

ヨガなんてやったことなかったのですが、さっそくめぐみで毎週開催しているマタニティヨガに参加させてもらいました。

ヨガでは、逆立ちをもするんです。「え～、こんな格好をしても大丈夫なんだ」など、心の中で思いながら……。

驚いたことにお腹の赤ちゃんが、ヨガの最中、ぐるぐるボコボコよく動き、「お母さんの体に酸素がたくさん入ってくるので赤ちゃんも気持ちいいんですよ」とのこと。

疲れるどころかかえって体がとても軽く感じられました。一時間みっちりにもかかわらず、終わった後の爽快感が忘れられません。

時間的余裕がなく、毎週通うことはできませんが、家で、あのリラックスできる呼吸法などは実践しています。痛かった恥骨もおかげさまで楽になり、とても先生に感謝しています。

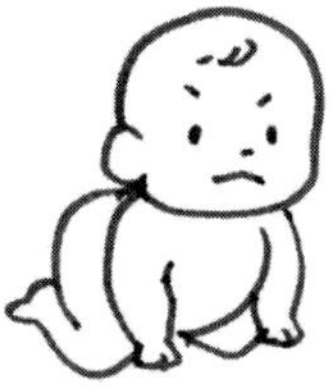

小松とし子の独り言

最近のできごとでとても気になっているのは「子宮頸がん予防ワクチン」のことです。厚生労働省により２０１０年度から「ワクチン接種緊急促進事業」がスタート。２０１３年４月から、子宮頸がんワクチンが定期接種に追加され、小学校６年生から高校１年生までの女子を対象に、原則無料で接種が行われるようになりました。その矢先の６月、厚生労働省はこれまでの方針を一転、「子宮頸がんワクチンを奨励しない」と発表。医療関係者や、該当する年齢の子を持つ親たちに混乱と不安が広がりました。

急転換の理由は、ワクチン接種による重い副作用が次々と報告されたからです。

そもそもこのワクチンは本当に必要なものなのでしょうか。

子宮頸がんは、年間で９０００人近くの女性が発症し、およそ２７００人が亡くなっています。

子宮頸がん予防ワクチンは、子宮頸がんの原因となりやすいＨＰＶ16型とＨＰＶ18型のウイルスに対する抗体をつくらせるワクチンです。すべての子宮頸がんが予防できるわけではないし、ワクチンの効力は10年程度しか続きません。仮に、12歳の子がワクチンを接種したとすると、10年後にその子は22歳。16歳の子でも26歳。20代で

子宮頸がんで亡くなる人は、今のところほとんどいません。（グラフ参照）

すべての子宮頸がんに効くわけではなく、効力も10年しかもたず、めったに発症しないがんのために、重い副作用のリスクを冒してまでワクチンを接種する必要があるのでしょうか。しかもこの注射、とても痛いのに3回も接種しないと効果がないのです。

ワクチン接種賛成派の言い分は、①海外ではすでに100カ国以上で使用されていて安全性も高い、②日本では、近年若い女性の罹患率が急激に増えている、の2点が主なものです。

①については、安全性が高いと言いますが、子宮頸がん予防ワクチンの歴史は10年に満たない短いもので、接種した女性たちが、今後、妊娠・出産をするときにどのような影響があるのかを調べたデ

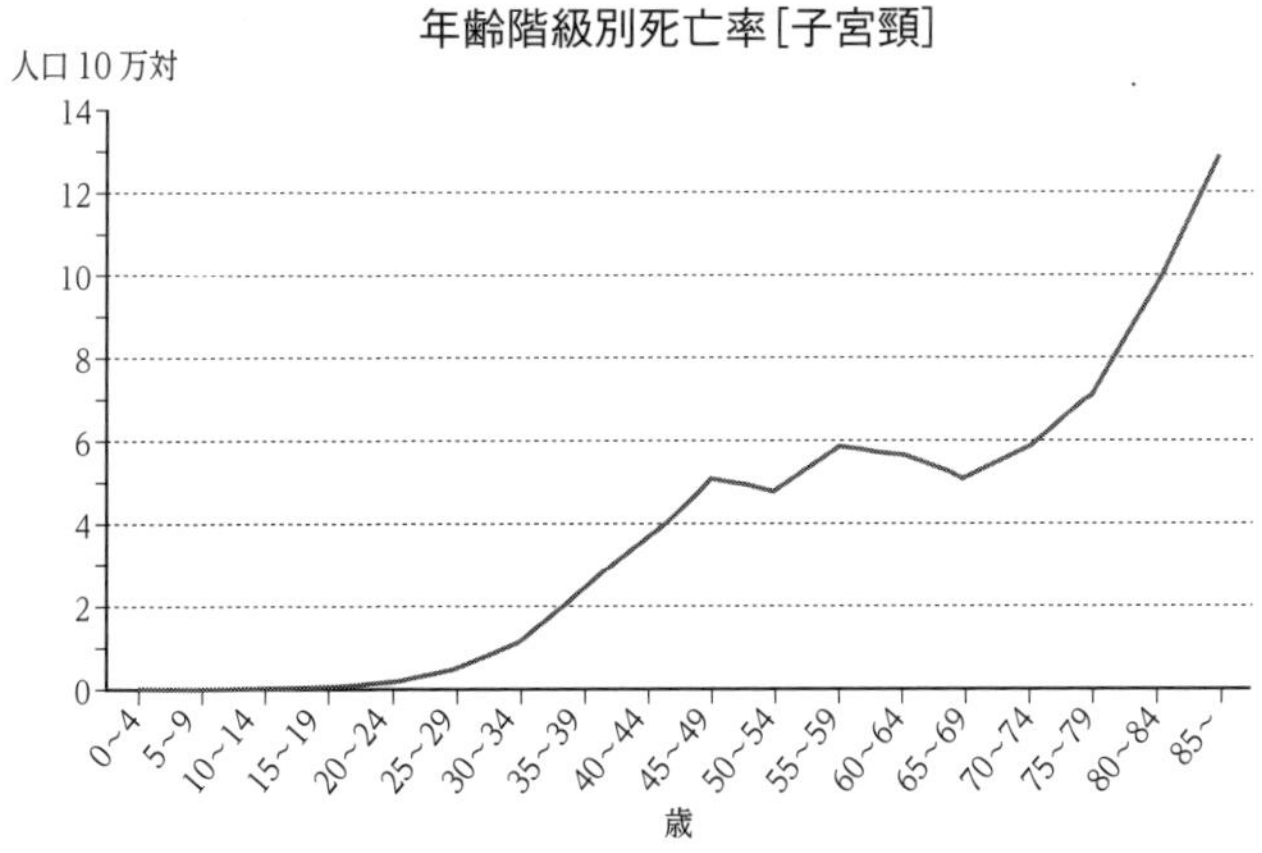

資料：独立行政法人国立がん研究センターがん対策情報センター

ータはまだありません。また、ワクチンの接種後、めまい、筋肉の痙攣、意識の低下、視力低下、歩行困難などの重い副作用が、報告されているだけでも38件（2013年6月19日現在）もあったことは重く受け止める必要があると思います。

②については、ワクチン接種よりも、もっと大事なことを伝えたいと思っています。子宮頸がんは、性交渉によってウイルス感染すると言われ、性交体験の多い人が感染しやすいことがわかっています。子宮頸がんが若い世代で増えているのは、若いうちから不特定多数の男性とセックスをする人が増えているからだと考えられるのです。であれば、親が、本当にわが子を守りたいのなら、ワクチンの接種よりも、性教育をしっかりして、自分の体を大事にすることを教える方がよほど大事ではないかと思います。若い女の子が、お化粧をしたり、ヘアスタイルを気にしたりするのと同じように、自分の体（性器も含め）に関心を持ち、大切にしてほしい。そういうことも含めて、親がしっかり教えてあげてほしいのです。

また、この例に限らず、何度も言いますが、自分の身を守るために、自分で考えて、判断することはとても大事です。

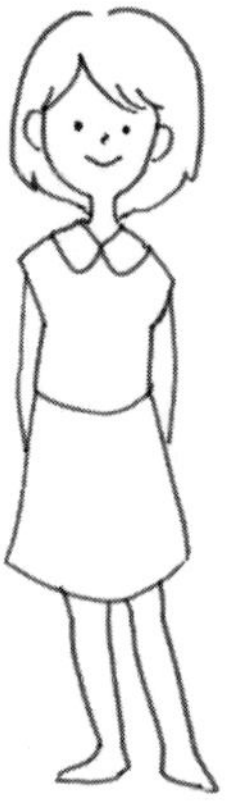

第5章　母乳で育てよう

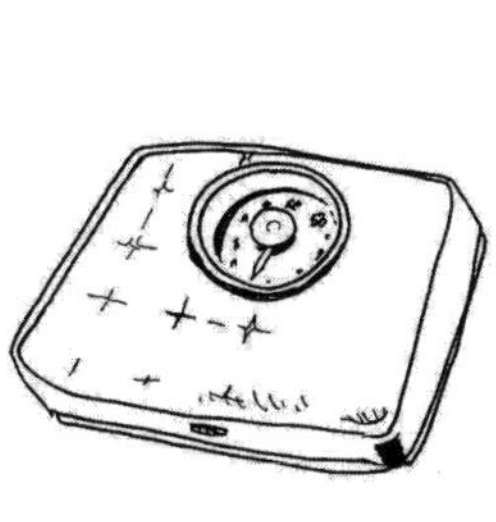

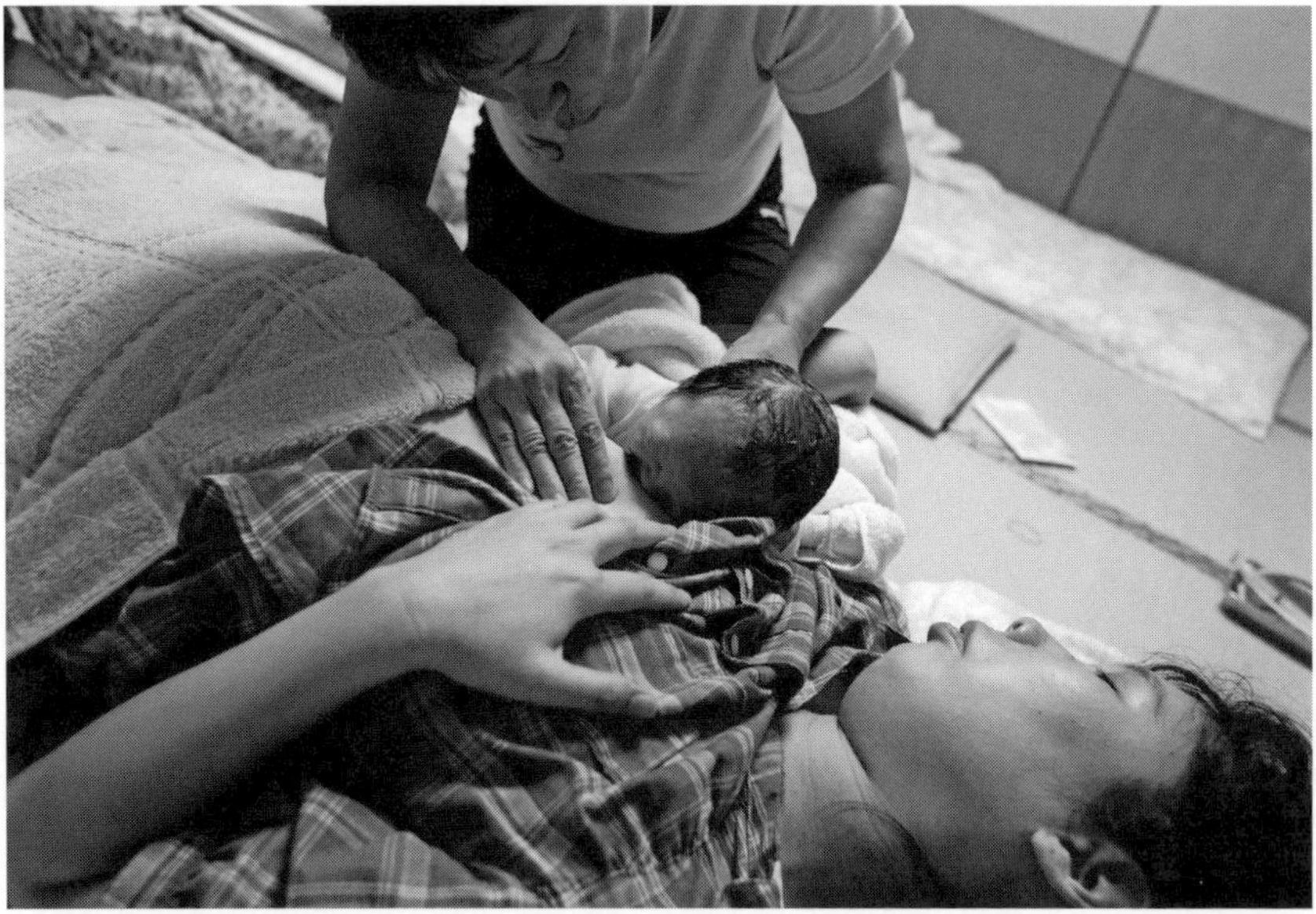

母乳育児

助産院では、母乳育児をすすめています。
母乳はいいことだらけです。ざっと母乳のメリットをあげてみましょう。

①免疫が高まる

母乳には、病気に対する抵抗力をつける免疫体が含まれています。米国小児学会（AAP）によると、母乳を飲ませることで、下痢、呼吸器系の感染症、細菌性の髄膜炎、ボツリヌス中毒、中耳炎……などいろいろな病気の発症率や激しい症状を緩和することがわかったと報告しています。

②栄養的に優れている

母乳は、赤ちゃんの成長に合わせて成分が変わります。赤ちゃんが今一番必要としている成分を作ってくれるのです。

③スキンシップが多くなる

赤ちゃんを抱いておっぱいを与えることは母と子の最高のスキンシップ。母と子の絆を強くします。

④産後の回復を早めてくれる

赤ちゃんがお母さんの乳首を吸う刺激が脳に伝わり、脳から、オキシトシンというホルモンが分泌されます。これが子宮を収縮させるので、子宮の回復が早くなります。また、授乳中は排卵をしませんので、次の妊娠が抑えられます。

⑤究極のダイエット

毎日どれだけ食べても、母乳に栄養分を取られますから、太るどころかどんどんやせていきます。半年後には、苦労することなく、出産前の体重に戻っているはずです。

⑥準備がラク

ミルクのようにお湯を用意したり、哺乳瓶を消毒する必要がありません。夜泣きされてもおっぱいをくわえさせればＯＫ（添い乳）。出かけるときも、荷物が少なくてすみます。

⑦お金がかからない

ミルクなら一缶２０００円前後かかりますが、母乳はただです。ゴミも出ません。

母乳は、だれでも必ず出ます。出ない、という人も、おっぱいをマッサージして、食事に気をつければ必ず出るようになります。でも、なによりいいのは、赤ちゃんに吸ってもらうことです。

最初のうちはあまり出なくても、泣いては飲ませる、を繰り返しているうちに、出るようになります。赤ちゃんが乳首を吸う刺激が脳に働きかけ、母乳を出さなくてはという指令を出すからです。

「泣いたらすぐ飲ませる」ことができる環境のためにも産後の母子同室は最適です。とくに扁平乳頭や、陥没乳頭と言われた人は、母子同室にして早くから赤ちゃんに母乳を飲んでもらう訓練をすることが重要です。

よく出るおっぱいのためには、妊娠中もそうですが、体を冷やさないこと。果物や生野菜は体を冷やすのでほどほどにして、季節のものをいただきましょう。砂糖、油、乳製品を控え、穀物中心の食事を心がけてください。母乳のために栄養をつけなくてはと、高カロリーのものや乳製品をたくさんとるのは間違いです。高カロリー、高脂肪の食事は乳腺炎の原因にもなります。いいおっぱいのためには粗食のほうがいいのです。

母乳については、めぐみ助産院でも質問が多いので、よくある質問をまとめてみました。

【母乳育児に関するQ＆A】

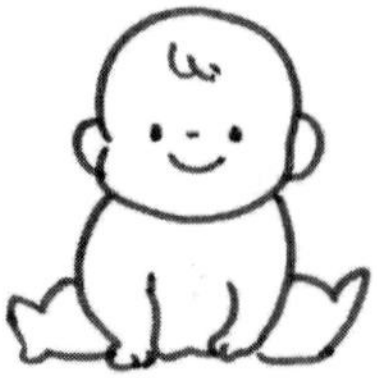

Q　母乳を与える間隔が1時間も開かないのですが、母乳が足りていないのでしょうか。

――十分足りています。母乳不足の判断の仕方について、一般に言われていることはあてにならないことも多く、不足と自分で思い込んでいることがほとんどです。ミルクを足そうと考える前に、母乳育児をすすめている助産師に相談しましょう。

Q　赤ちゃんの体重が増えないのですが……。

――体重の増え方には個人差があります。授乳前と授乳後で体重を測ってその差から母乳をどれだけ飲んだかを調べることをすすめる人もいますが、ストレスになるだけです。太れ太れと思いわずらうよりも、今日も元気に生きているナーと思って育てましょう。

Q　おっぱいを飲ませるとすぐ眠ってしまってあまり飲みません。

片方のおっぱいを5分くらいしか飲まないうちに眠ってしまいます。寝かせると30分もしないうちに起きてしまいます。母乳が足りないのではと心配です。

――30分眠れば十分ですよ。心配はいりません。片方しか飲まないとのことですが、人間のおっぱいが二つあるのは、二人の赤ちゃんに同時におっぱいをあげても足りるということ。つまり双子を産んで片方ずつしか与えられなくても足りるだけの母乳が出るようになっているのです。片方だけしか飲まないから足りない、ということはありません。ただ、赤ちゃんに飲んでもらえない方のおっぱいは古くなって味も落ちますから、できれば両方を吸わせたほうがいいでしょう。理想的には、片方を3分、反対側を7分、また反対側を5分、反対側を5分の順で飲ませます。慣れてくれば、最初の3分、7分で十分です。

なぜ最初は3分かというと、最初は勢いがいいので、3分でも十分な量のおっぱいが出るからです。ということは、片方だけ飲んで寝てしまっても、それほど心配はいらないということです。

Q

恥ずかしい話ですが貧乳です。これでも母乳育児はできるでしょうか。

――大丈夫。どんなおっぱいでも母乳は出ます。小さめのおっぱいの方が、お乳をストックできないので、常に新鮮なおっぱいが出てきます。母乳育児にはまさに理想なんですよ。

Q　3カ月くらいからおっぱいが張らなくなりましたが……。

――母乳育児を続けていると、張らなくなるのが普通です。赤ちゃんが吸ったときだけ奥からわいてくるおっぱいがベストのおっぱいです。

Q　仕事をしながら母乳育児はできますか？

――たくさんおっぱいの出る人は、冷凍母乳パックに母乳をしぼって、保育園に預け、昼間飲ましてもらうようお願いしていおく。それが難しいならば、仕事をしている間はミルクを与えるのもいたしかたないと思います。家に帰ってからたっぷり母乳をあげればいいのです。

Q　昼間、母乳を出さないと止まってしまいませんか？

――仕事中、おっぱいが張ってつらくなったら、圧抜きをします。乳首をぎゅっと絞って、少しだけ母乳を出すのです。刺激を与えておけば、母乳は止まりません。不思議なもので、そのうち体が、朝と夜だけ母乳を飲ませるという生活リズムに慣れて、昼間はあまり出なくなります。

Q 哺乳瓶の方が飲みやすいので、ミルクに慣れると、母乳を飲まなくなるのでは？

——赤ちゃんはお腹がすけば何でも口にします。泣いても母乳しか与えられなければ母乳を飲みます。心配はいりません。

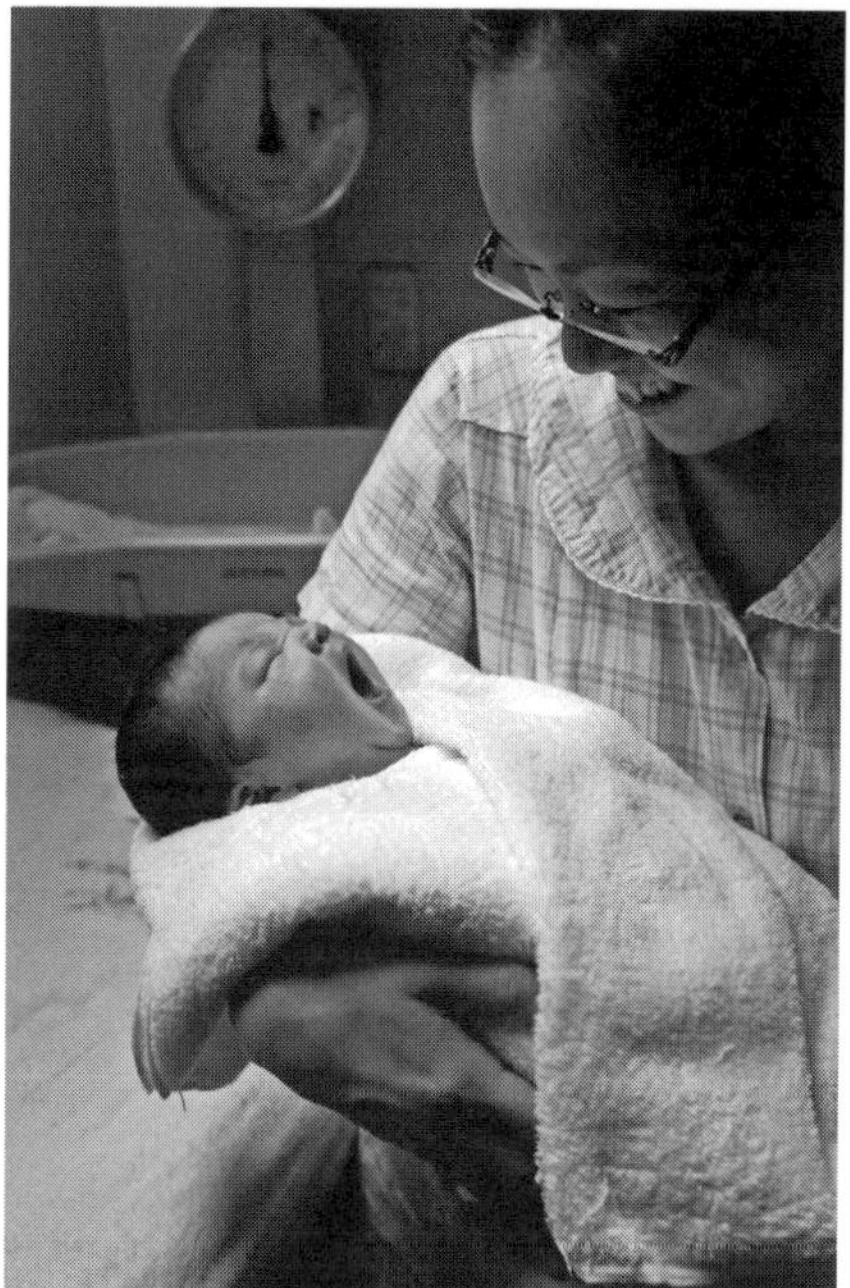

【体験談】先輩ママより〜母乳育児の奨め

（M・Mさん　1994年）

ある新聞に「アメリカで、ここ数年増え続けた母乳育児が〝母乳育児は女性の社会進出を妨げている〟として、再び下降線をたどっている」という内容の記事が出ていました。本当にそうでしょうか？

私は1歳3カ月の子どもに母乳を与えながら働いています。母乳育児が仕事の妨げになるどころか、働く女性こそ母乳育児だと実感する毎日です。

まず、帰宅してから炊事だ洗濯だと忙しい時間にミルクを作るとしたら？　お湯を沸かし、冷めるのを待って、赤ちゃんが飲みきるまでじっと待っていなければなりません。そして、哺乳瓶を洗って消毒もしなければならないでしょう？　これが母乳だったら？　帰宅してまず、ぱくっとおっぱいを吸わせて自分もひと休み。そして、洗濯機をまわしながら、またパクッ、炊事をしながらまたパクッ……。食事のときに泣かれても、おっぱいを吸わせながら食事をすることもできます。夜中に泣かれても、暖かい布団から出てミルクを作る必要はありません。寝たまんま、パクっとおっぱいを吸わせながら一緒に寝てしまえばいいのです。

仕事中の授乳はどうするの？　それも心配はいりません。搾乳するのが負担ではない人は、冷凍母乳を保育園に預けて飲ませてもらえばいいし、それができない人は保育園でミルクや離乳食を与えてもらえばいい。母乳の子はたくさんミルクを飲まないらしいけど、家に帰ってから母乳をたくさん飲むから心配はいらないみたい。お母さんのおっぱいは、最初の1週間くらいは昼間カチンカチンに張るけれど、じきに昼間張らないおっぱいになってくれます。

休日に赤ちゃん連れで出かけるときも哺乳瓶やポット、ミルクなどを持ち歩く必要はありません。素敵なカフェで友人とお茶を楽しんだり、講演会なんかも子どもがいてはできないわ……と思っていませんか？　すべて楽にできます。赤ちゃんは、あなたのおっぱいをくわえて膝の上でおとなしくしていてくれるでしょう。

ね、〝母乳育児は女性の社会進出を妨げない〟と思いませんか？　母乳を与えながら赤ちゃんと行動し、どんどん社会進出しちゃいましょうよ！

【体験談】母乳って簡単に出ると思っていたけど……不摂生な食事で乳腺炎に！

（高橋恵美さん　2001年1月　第1子出産）

母子同室、母乳育児にこだわってめぐみ助産院で出産しました。

女性は出産すると母乳が自然と出てきて、何の苦労もなく母乳育児が始まるものだと思っていました。が、これが大間違い。赤ちゃんは母親の乳首に慣れなければならず、小松さんにリードしてもらいながら、特訓をしたのです。3日くらい泣いて、やっとおっぱいが出てきましたが、今度はおっぱいがカンカンに張りまくり。退院してからは、食事のせいで乳腺炎の繰り返し。こってりしたものや乳製品はよくないのだそうです。めぐみ助産院におっぱいマッサージに通うこと10回、やっと落ち着いたのが、Yが3カ月になったころ。

おっぱいになれて、気が緩んだころ、Yは、顔にひどいしっしんができるようになりました。おしりがかぶれることも繰り返しました。肛門は腸の出口なので、肛門が赤くかぶれるということは、腸も荒れていると考えられるのだそうです。母親の食べ物が母乳の質に影響し、赤ちゃんの体にも影響するのだとわかって、食事に気をつけるようになりました。脂っこいもの、乳製品を控え、和食中心になりました。

離乳食も、おっぱいのときに、自分が何をたべたときに、Yの顔に湿疹ができたかを思い出し、それらの食材を避けるようにしたら、トラブルはありませんでした。

【体験談】怖い乳腺炎を、ひたすら吸ってもらって切り抜けた

（島崎容子さん　2002年9月　第1子出産）

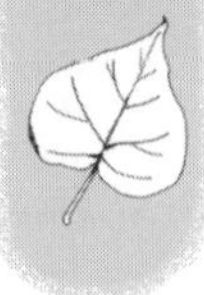

退院して4日目の朝、突然39度2分の熱が出ました。小松先生に電話をしたら、乳腺炎では?とのこと。確かにおっぱいは赤く炎症をおこしていました。その日から1週間、めぐみ

助産院に通い、おっぱいマッサージをしていただきました。

入院中はT子が小さくて吸う力が弱く、あまりおっぱいが出ませんでした。退院するころにようやく出始めるくらいでした。退院後も食事に気をつけていたのになぜ？という感じでした。おっぱいは石のように固くなり、高熱が4日間続きました。痛みが強く、かなりつらい思いをしました。

治療は、里芋湿布（里芋をすりおろしてガーゼでくるんだもの）を炎症部分に貼って冷やし、抗生物質を飲み、毎日痛いおっぱいマッサージをしてもらい、あとはひたすらT子におっぱいを飲んでもらいました。

でも、乳腺炎のときのおっぱいは、しょっぱくておいしくないんだそうです。だから、T子もあまり飲みたがらず、すぐおっぱいが張ってしまいます。3日目のときに「ひどい乳腺炎だから、おっぱいを切ることになるかも。出産より痛いらしいから覚悟してね」と言われたときは本当にびっくりしました。

熱が下がらないので近所の病院で診察してもらったら、白血球の数値が高いので、一度断乳して抗生物質を飲んで、それでもダメだったら切りましょうとのこと。私は人工ミルクをあげるのが嫌だったので、小松先生が言った「乳腺炎の治療はお赤ちゃんに吸ってもらうのが一番」という言葉を信じておっぱいを飲ませ続けました。

状況が変わり始めたのは、おっぱいマッサージで、クリーム色の膿が出るようになった4日目でした。それからは熱が下がり、詰まった乳腺から少しずつ膿が出始めて回復に向かいました。切らなくてもいいと言われたときは涙が出るほど嬉しかったです。

あとからわかったのですが、乳腺炎の原因は、お餅を食べたことだったようです。今回の経験で、いかに食事が大事かを身を持って知りました。

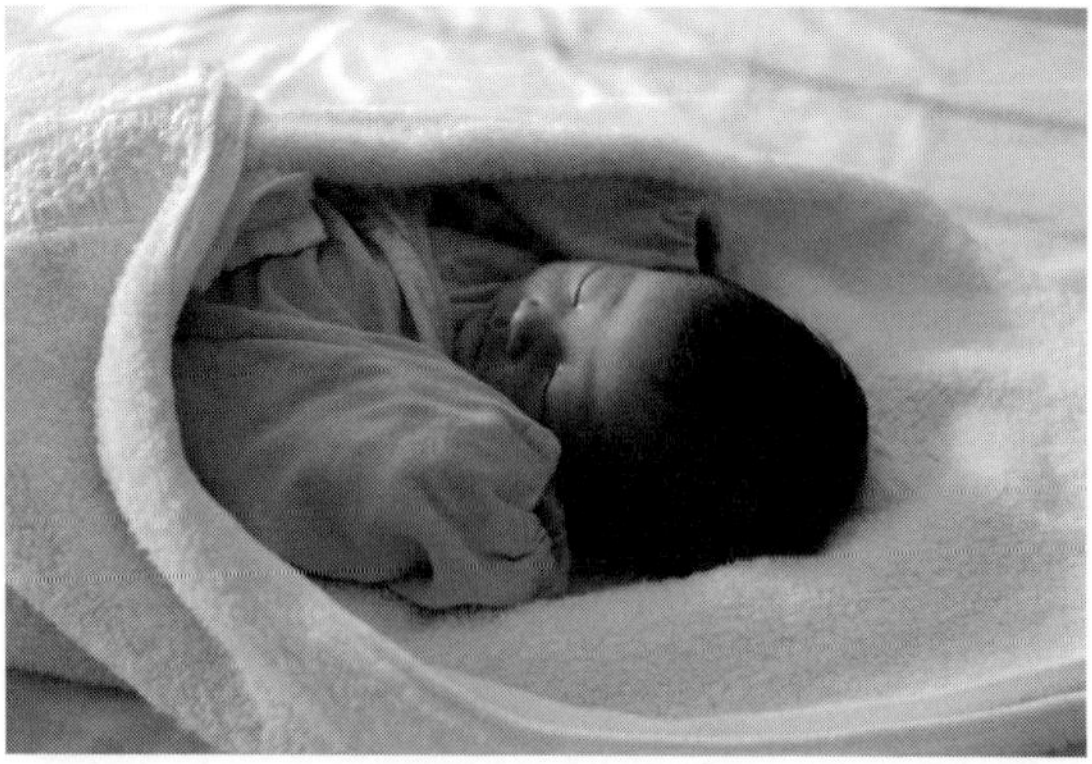

第6章　いいお産からいい育児へ

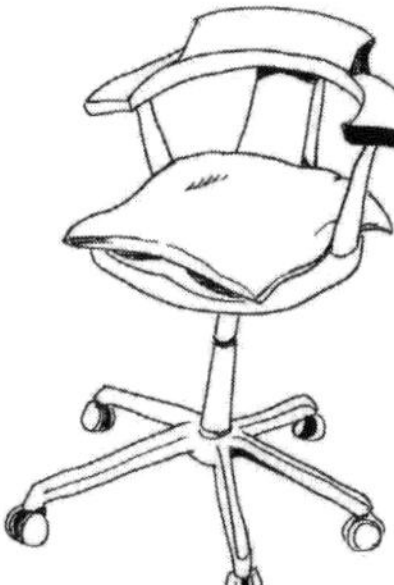

子育てに悩まないで

出産という大仕事を終えて、赤ちゃんと二人きりの生活が始まります。お産の苦しさはそのときだけで終わりですが、子育ての大変さはずっと続きます。子育てってこんなに大変なんだ！と驚くことの連続でしょう。慣れるまでは、泣かれるたびにパニックになったり、赤ちゃんに振り回される日々が続くのではないでしょうか。

核家族で周囲に子育てを手伝ったり助言をしてくれる人がいなかったり、夫の帰りが遅い人も多いはず。孤独な育児にうつうつとしている人もいると思います。

そんなときは、外に気晴らしにでかけましょう。そうは言っても、子連れで出かけられるところって限られていますよね。そんなこともあって、めぐみ助産院では、子どもが3歳になるまで、月に1回めぐみっこクラブという交流会を開いて、ママたちがおしゃべりしながらほっと一息できる場を提供しています。

同じ時期に入院していたママと再会したり、先輩ママの体験談を聞いたりして、大変なのは自分だけではないんだ、と安心したり、そういう切り抜け方があるんだ、とヒントを見つけたり。お互いの赤ちゃんの成長を見せ合うのも楽しいものです。

母親学級のときに一緒になった人の連絡先を聞いておいて、産後も連絡を取り合ったり、子連れで参加できる地域のサークルを探して参加するなどでもいいでしょう。子育ての大変さを一人で抱え込まないことです。

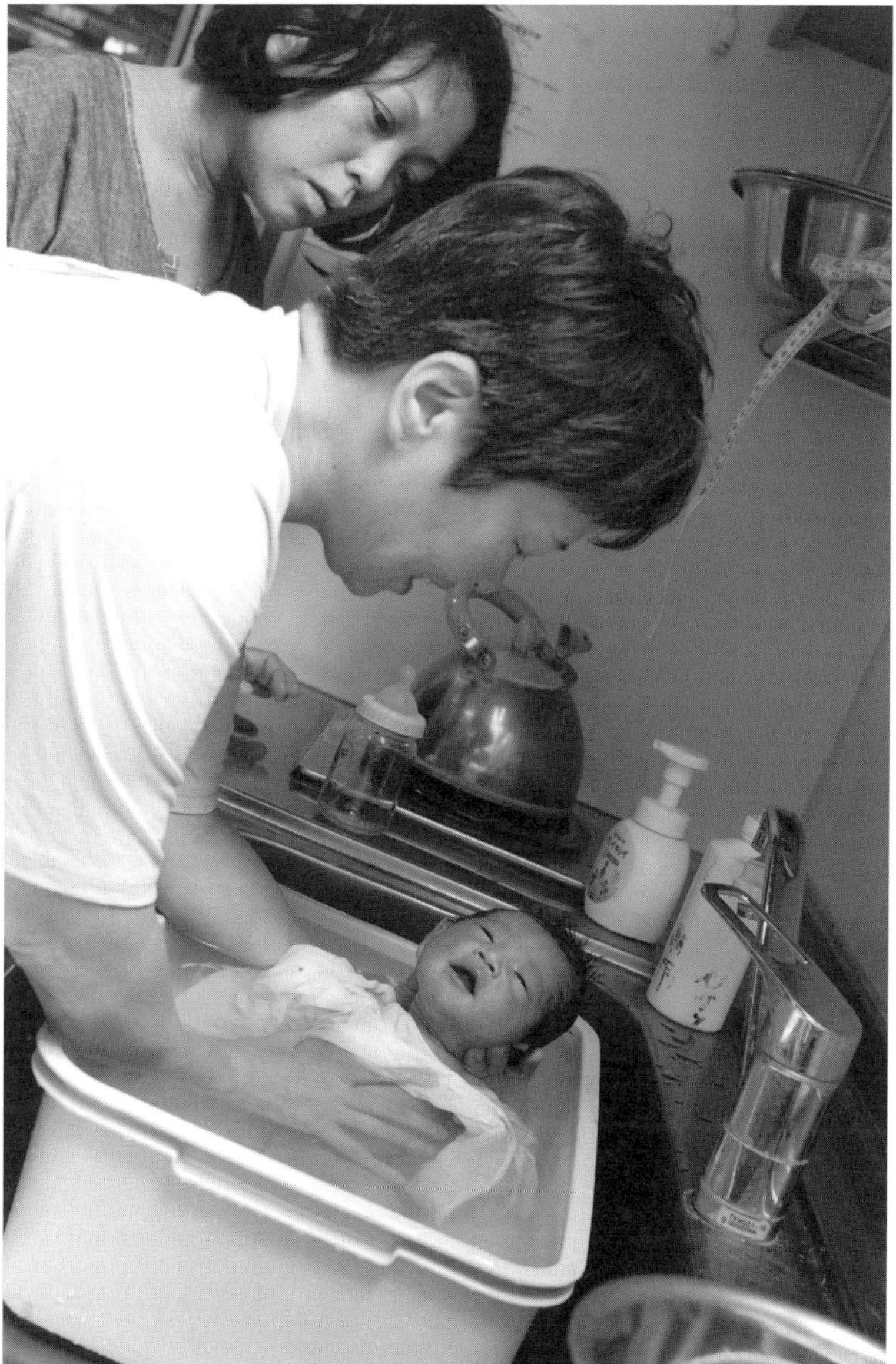

【体験談】年子を産んで毎日ばたばた。だけど、子どもに癒される日々です

（久保麻里さん　2010年5月　第2子出産）

2010年5月8日、第1子長男に続き、第2子長女もめぐみ助産院でお世話になりました。「年子は双子より大変」と聞いてはいましたが、うわさ通りで、「これから毎日こんな調子か……」と正直へこんでいました。

そんな中で先日、面白いことがありました。

退院してまだ2カ月も経たない6月のある日、長女が泣いているので「おしりが気持ち悪いかな？　きれいにしようね」と話しかけたところ、長男がバタバタとどこかに走っていきました。家中を荒らしまわるのが日課なので、「うわ、また何かやらかしているに違いない……」と案じていましたが、なんとニコニコしながらもどってきて、新生児用のおむつを手渡してくれるではありませんか！　おむつの置き場所など一度も教えてことはないし、もちろんおむつ替えを手伝わせたこともないので、予想外のできごとにびっくりしました。

長男は最近ようやく歩けるようになったばかりでまだよちよち歩き。自分もおむつをしているのに、妹のためにお手伝いをしてくれた（本人に自覚があるかどうかわかりませんが）気持ちが嬉しくて「ありがとうね」と頭をなでました。ところが、ここからが子どもらしいというか面白いというか、またプイっといなくなったと思ったら、またおむつを持ってきま

した（笑）。おぼつかない足取りでニコニコしながら何度もおむつを持ってくる姿がかわいらしくて癒されました。日々のお世話はちょっと大変ですが、兄妹で並んでお昼寝している姿を見ると、かけがえのない幸せだなぁと実感します。

【体験談】子育てのヒントをもらいながら
（山崎智枝さん　2007年1月　第1子出産）

私たちはいわゆる核家族のため、昼間は小さなアパートの息子と2人っきりです。主人の実家も私の実家も遠く、なかなか会いに行くこともできません。そのため、出産後手伝いに来てくれていた母親が帰ってしまってからは、慣れない赤ちゃんのお世話と、思うように進まない家事とで、気が滅入るときもありました。ただ天気が悪いだけでもぐぅんと気持ちが沈んでしまうのです。

そんなとき、小松先生が「赤ちゃん通信（めぐみ助産院で発行している手作りの情報紙）づくりの手伝いに来ない？」と声をかけてくださって、めぐみ助産院に行ってみると、妊娠中に一緒にヨガに励んだ先輩ママさんや、2日違いで出産し、一緒に入院していたママさんに再会することができ、嬉しくてたまりませんでした。

私はもともとのんきな方なので、ノイローゼというほど思いつめていたわけではなかったのですが、久しぶりにたくさんおしゃべりをして、みんなの元気な赤ちゃんにも出会うことができ、いっぱい元気をもらいました。

そのとき、赤ちゃんが生まれてから、あれもできない、これもできないと自分で勝手に思い込んでいたけれど、もっと外に出ていくことも大切だなあと実感しました。

【体験談】よく泣くのもその子の個性

（森川晶香さん　2000年9月　第1子出産）


二晩がかりの微弱陣痛の末、ようやく元気な我が子の産声を聞き「は～、やっと終わった」と安心したのもつかの間。産んだあとのほうがずっとタイヘンだということを実感することになりました。

最初は、産まれて4日目からの黄疸の治療。窓ガラス越しに毎日裸にして日光浴をさせるのですが、「裸にされてかわいそう」と毎日のように実家の親たちに言われブルーになりつつも1カ月で小松さんに「大丈夫！」と太鼓判をおされひとまず安心。

次は、男の子の30人に1人はなるという陰嚢水腫。タマタマに水がたまるという病気ですが、水分は自然に吸収されることが多いので、放っておいて大丈夫と小松さんが言うとおり、4カ月くらいで目立たなくなりました。

次は便秘。これも小松さんの「綿棒で肛門を刺激してあげて」というアドバイスでクリア。

困ったのは、神経にさわる大声で泣き続けられたことです。おむつを替えてもおっぱいを飲ませても抱っこしても泣き止まない。集合住宅の密室で泣かれると「もう！なんで泣き止まないの！」と大声を出してしまったり、私も一緒泣いてしまったこともありました。

布団に置くとすぐに泣くので抱っこひもで抱いたまま家事をする日が続きました。

「赤ちゃんとコミュニケーションがうまくいっていない。私って子育てに向いていないのかな」と落ち込みました。義母から、「母乳が足りないから泣き止まないのよ、ミルクを足したら」と言われ続け、そういえばおっぱいをあげる間隔がせいぜい長くても1時間程度だったので、自分でもそんな気がしてきました。

ところが、小松さんに相談したらおっぱいは十分足りていると。「たくさん遊んであげて」と言われました。一日中抱っこしてあやす覚悟を決めました。また、めぐみ助産院で月1回開催しているめぐみっこクラブに参加して、ほかのママたちと参加することでリフレッシュできたし、母乳を頻繁に飲むのはこの子だけでないことがわかって安心したり。育児書もいろいろ買ってみたけれど、結局育児書通りにはいかないのだということを学びました。

今思えば、「赤ちゃんを泣かせるのはだめな親」と思い込んでいたのだと思います。今は、よく泣くのはその子の個性で、たくさん抱っこしてもらえるからラッキーな子だと思えるのです。

最初のうちは、せっかく授かった子なのだからと必死でお世話をしていた感じですが、今は本当にかわいくてたまりません。何かあるとすぐに心配になってめぐみ助産院に電話をしていたことも懐かしい思い出です。

【体験談】仕事のストレスは育児で発散、育児のストレスは仕事で発散

（岸本美恵さん　2002年　第2子出産）

仕事中は完全に子どものことを忘れていますが、仕事が終わって一歩会社を出ると、頭の中はすっかり子どものことに切り替わっています。保育園にお迎えに行くと、二人の子どもたちが「おかえりなさ〜い！」とうれしそうに抱きついてきてくれます。子どもの元気な顔を見ると、その日の疲れも、仕事上のいやなことも吹き飛んで忘れてしまいます。（中略）

一人目は病院で納得のいかない出産と入院生活を経験し、母乳を満足にあげられなかったことや、子どもがアトピー性皮膚炎になってしまったことなどがいつまでも心の中にあり、育児はとても辛いものでした。私の場合、仕事をしていなかったら、育児ノイローゼや虐待に走っていたかもしれません。

二人目を念願のめぐみ助産院で産み、思い通りの出産と母子同床の楽しい入院生活を体験してからは、自分の子が本当にかわいくなり、育児が楽しくなりました。あわただしい毎日ですが、親子共々たくさんの方々にお世話になりながら楽しく生活しています。

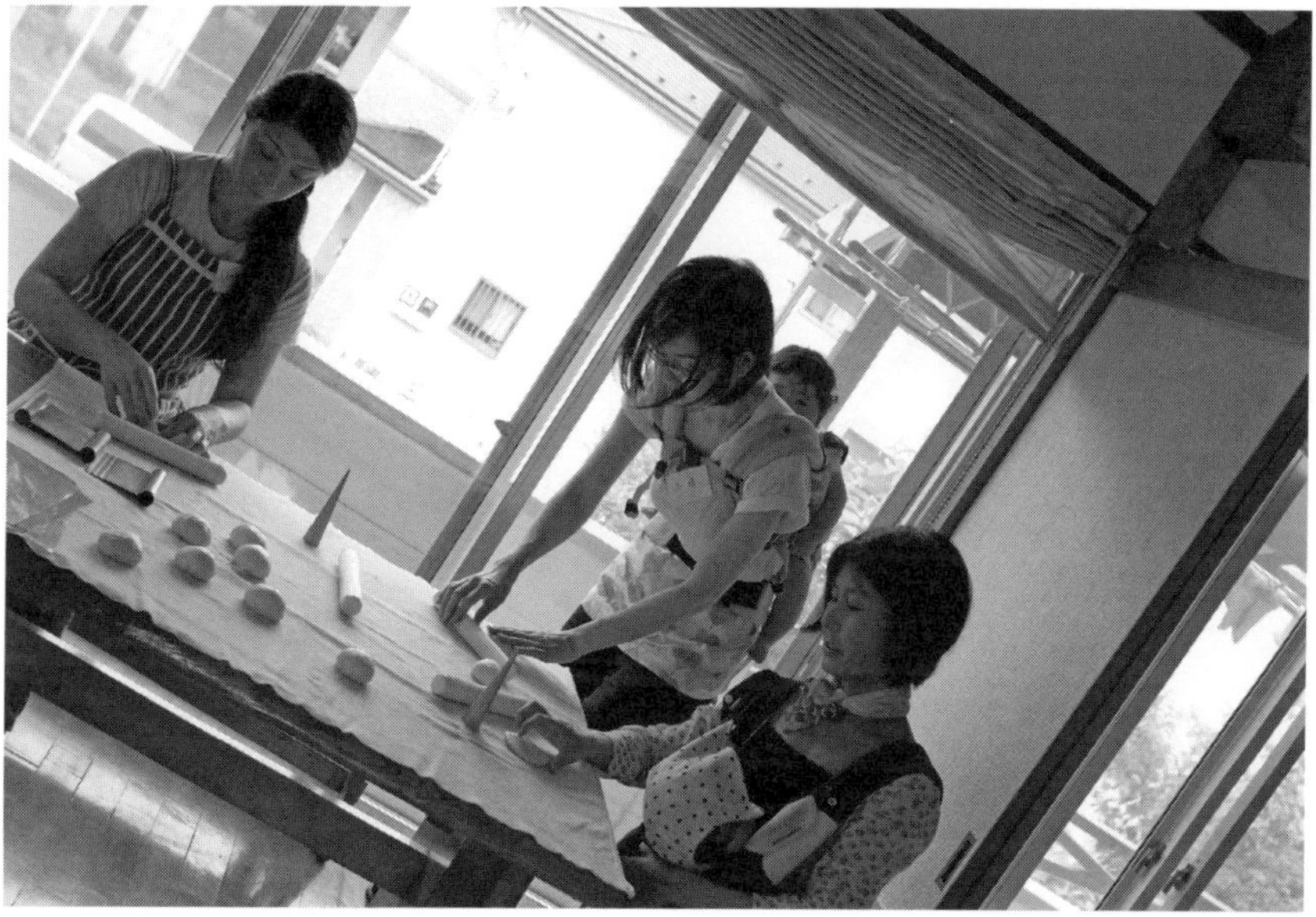

熱が出たときの手当

今は、インターネットでいろいろな情報が得られるので、お母さんたちは子どもの病気や手当についてもとてもよく知っています。でも、知り過ぎて、よけいに不安になることもあると思います。また、医療の進歩によって、少しでも熱が出たら病院に行く、薬を飲む、ということが当たり前の生活をしている人も多いので、子どもに対しても、心配をしすぎたり、過剰な手当をしすぎているのではと思うことがあります。

基本的に赤ちゃんは、機嫌さえよければ少々熱が出たくらいであわてて病院に行く必要はありません。赤ちゃんの熱が40度くらいまであがることはめずらしくありません。熱が出るのは体の防御作用の一つで、体がウイルスと闘っているために起こるのです。普通の風邪なら、放っておいても自然になおります。熱が心配なら、赤ちゃんの脇の下に、保冷剤をガーゼでくるんだものを挟んで体を冷やしてあげるといいでしょう（昔の人は、冷やしたこんにゃくを二つに切って両脇に挟んでいたものです）。

機嫌がよくなくて、ぼうっとしていたり、ぐったりしていたら、そのときは小児科医に診てもらったほうがいいでしょう。

風邪を引いて悪寒があるときは、お腹や背中を電気アンカなどであたためてあげます。臓器があたたまって、少しラクになるはずです。

熱が出ると、水分が不足しますから、水分補給はこまめにしてください。赤ちゃんなら、母乳を欲しがるだけ与えていれば大丈夫です。母乳を飲まない子どもであれば、水よりも、経口補水液を飲ませましょう。

脱水症状のときも、軽度〜中度であれば、経口補水液を飲ませれば改善します。軽度のうちから病院で点滴をする必要はありませんし、子どもにもかわいそうです。

経口補水液とは、水分・塩分・糖分がバランスよく混ざったもので、その成分や割合はＷＨＯ（世界保健機構）でガイドラインが定められています。スポーツドリンクはその基準を満たしていないものも多いので、購入のときには薬局で確認しましょう。

脱水症状の程度の見分け方は、次の表のとおりです。

①親指の爪を白くなるまで押してパッと離す。
②再び赤くなるまでの時間を見る。
1・5秒以下……軽症脱水
1・5〜3秒……中等度の脱水
3秒以上…………重度の脱水

重度の場合は速やかに病院で医師に診てもらいましょう。

（付録）妊娠・出産を迎える人にぜひ読んでもらいたい本

『安心できるはじめての妊娠と出産』九島 璋二、山田 節子（著） 池田書店

妊娠・出産のしくみ、妊娠中の生活と健康、お産に向かっての心と体の変化、お産への取り組み、助産技術と産科医療、産後の諸注意など、お産に関する基礎知識をていねいに解説する。

『いいお産、みつけた』『いいお産、みつけた』編集委員会（編） 農文協

「いいお産の日」の涙あり、大爆笑ありの様子を収めるとともに、お産に深く関わるサークル、医療関係者、マスコミの人々の輪を広げ、現場の声を集めた。身近なお産、母乳育児のネットワークと活用法も紹介。

『いま、赤ちゃんを産むなら お産選びマニュアル』河合蘭（著） 農文協

いまどんな産み場所、産み方が選べるのか、それぞれのメリット・デメリットは？ 医者や助産婦と話しておきたいこと、安全に生むためのチェックポイントを紹介。全国320件の病院・医院・助産院情報も充実。

『生まれる力 産む力―母親・父親・助産婦・医師が手をつなぐ本』カンガルーの会（編） 教育史料出版会

生まれる力産む力を信じれば、お産はもっといい感じになる。母親・父親・助産婦・産婦人科医がそれぞれの体験と想いをメッセージする、自然出産・母乳育児を考えるあなたへのよりいいお産読本。おすすめ病院・助産所、全国リスト掲載。

『お産！このいのちの神秘』 吉村正（著） 春秋社

分娩台上での管理された出産が、お産から本来の喜びを奪っている。40年近くにわたって2万例のお産に立ち会ってきた吉村医師が語る「自然なお産」と、その生命哲学。

『お産って自然でなくっちゃね――ある産科医の真実の提言』 健康双書 吉村正（著） 農文協

「私のいう自然なお産とは、ただ医学的な操作や投薬をしなければよいという、ほったらかしのお産ではない…。」30年以上にわたり1500以上のお産を見てきた産科医が、「安全で感動的に産める」方法をアドバイス。

『子どもを産む』 吉村典子（著） 岩波書店

体外受精、代理母、あるいはラマーズ法、東洋医学の発想をとり入れた出産……。いまお産のあり方は大きく変わりつつある。長年、離島や山村、そして韓国など海外で調査を重ねた著者が、自らの三度の出産体験をまじえながら、お産のメカニズムや歴史、不妊治療や最先端技術による出産の現状を語り、広い視野から「いいお産」を考える。

『子どもを選ばないことを選ぶ―いのちの現場から出生前診断を問う』 大野 明子（著） メディカ出版

産科医の著者が技術本位ではない、出生前診断の本質、また産まないことを選ぶ意味などについて生きた情報を紹介する。臨床遺伝医・長谷川知子へのインタビュー、ダウン症の子どもを持つ親達との座談会も収録。

『助産婦一代記　あたたかいお産』 野本寿美子（著） 晶文社

「お産は待つこと、自然に待つこと、しかも積極的に待つこと」一人一人異なるお産の経過だが、大切なのは主体性をもって産むこと。母子を支えて半世紀、79歳の現役助産婦が、豊かな経験から語る安産の法則。

『それでも医者にお産をまかせますか？』 ロバート・メンデルソン（著） 弓場隆（訳） 草思社

出産は病気ではありません。「病院」のベッドの上で、医者の都合に合わせた管理のもとで分娩するのではなく、幸せに満ちた自然なお産を迎えるために知っておきたいことがあります。産科で用いられる機器や薬、帝王切開などの措置について正しく理解し、自分と自分の家族のための出産のあり方をじっくりと考えるための必読書です。

『ニュー・アクティブバース』 ジャネット バラスカス（著） 佐藤 由美子、きくち さかえ（訳） 現代書館

アクティブバースとは、産む女性（産婦）と生まれてくる赤ちゃんの主体性を尊重した出産、女性と赤ちゃん主体の出産のこと。分娩台よ、さようなら。出産本能に任せる自由な出産について、

具体的に解説。70の施設リスト付き。93年刊の改訂版。

『暴力なき出産 —— バースサイコロジー 子どもは誕生をおぼえている』
フレデリック ルボワイエ（著） 中川 吉晴（訳） アニマ 2001
現在の出産法は生まれてくる赤ん坊にとって暴力だ。赤ん坊の立場から出産のときにどんな心の傷が起こるのか、どのようにすれば快い祝福の人生に旅立っていけるのか。誕生時に赤ん坊が感じることを解明し、子どもに心理的外傷を残さないおだやかな出産を提言。

『母乳で育てるコツ』 山西 みな子（著） 新泉社
お乳が出ない、出るのに飲んでくれない…と悩んでいるお母さん赤ちゃんが喜んで飲んでくれるおっぱいを出す「コツ」を知れば誰でも無理なく楽しく母乳育児ができるようになります。定評あるロングセラーを全面改訂。

※書店ではもう手に入らないものもあります。図書館で探してみてください。

あとがき

アメリカでの出産経験のある友人から、「クリニックを開業しないか」と言われ、「私は助産師だから、助産院なら開業できる」と簡単に言ってしまったことが、めぐみ助産院のはじまりです。

私は、通算7年間、病院で助産婦として勤めていましたが、ちょうどその頃、自分で納得のいくお産をしたい、そのためには開業するしかないと思っていました。開業前の夏の日、別の友人から「一戸建てを初めから買うのは無理。近くにマンションが売りに出ているから買っておいでよ」と言われ、手付金の5万円を借りて、本当に買ってしまいました。でもそのときは、まだまだ開業は先の話だと思っていました。

ところが、議員をしている友だちが、「資金がないなら、出資金を集めたらいい」と、自分の選挙活動の時の経験を教えてくれてからは急展開。趣意書を作っていろんな人から1口10万円の出資金集めに奔走しました。約1カ月間で2800万円もの入金があり、私も驚きましたが、銀行の人もとても驚いていました。その出資金と、銀行から借入れたお金で、小さな中古住宅を購入し、1989年、助産院開業の夢は果たされたのです。

でも、派手な宣伝をしているわけでもないし、どれだけの妊婦さんが来てくれるのか全く見当もつきません。

頭金とリフォーム代、ローンの合計で6400万円というとほうもない借金をかかえ、しかもそのとき私は、小学校から中学校の3児をかかえるシングルマザー。あまりの重圧に耐えきれず友人へ電話しながら「本当に返せるのか心配」と大泣きし、「あなたには助産師という免許があるじゃない、大丈夫よ」と言われて奮起したことも懐かしい思い出です。

その8年後にまた夢をもう一度、債券を作り、1口10万円で3600万円以上の出資金とローンで今の新座市野火止に土地を買い、新しい助産院を建てました。女性建築家にお願いをして、環境にやさしい木材を使い、妊産婦さんにとって居心地のいい助産院ができあがりました。入院室は、いつもの家と同じようにくつろいでほしいので、和室にしました。その後も、妊婦さんたちの意見を聞いて、少しずつ改善を加えてきました。2003年には、プライバシーを大切にしたいという妊婦さんたちのリクエストを受けて、個室を建て増ししました。今は、庭を手入れして、入院中にも四季を感じられるようにしたいなと思っているところです。

よいことばかりではなく、めぐみ助産院には何度か危機もありました。一番困ったのは、長く嘱託医をお願いしていた先生に嘱託医を断られ、なかなか次の先生が見つからなかったこと。結局、当院に来てくれていた妊婦さんからの紹介で、岩野レディースクリニックの岩野一郎先生という素晴らしい方に出会うことができ、めぐみ助産院を続けていくことができました。

思い出してみるといろいろなことがありました。

皆さまのおかげで、一時はどうなることかと思った多額の借金もなんとか完済し、いろいろな問題も解決し、ここまでやってこられました。

長いようであっという間だった25年、覚めてほしくない夢のような日々でした。助産院を開業して5年後、シングルのまま4番目の子どもを産みましたが、差別されることもなく個性的にすくすくと育ち、来年成人式を迎えます。

時々「こんなに幸せでいいのだろうか」と思います。15歳で、石川県金沢市の病院で、補助看として夜間高校に通学しながら2年間働きました。電話のとり方も知らず、挨拶すらまともにできなかった負けん気の強い色黒の少女も、もうすぐ60歳。とりあげた赤ちゃんは2700人にのぼります。

でも、80、90歳になっても活躍する助産師さんはたくさんいるので、まだまだ学ぶことがたくさんあるなと思っています。

これからも努力精進して、女性たちがいいお産、楽しい育児、自分らしい生き方ができるように応援していきたいと思っています。

最後になりましたが、これまでめぐみ助産院を支えてくださった妊婦さんとそのご家族、たくさんの助産師の方々、異常があったときに、搬送を受け入れてくださった病院の先生方、いつも心のこもった食事をつくってくれている金澤さん、小美野さん、山田さん、ヨガの講師を長年にわたって務めてくださったシャンティ先生、三上先生、新米ママたちのためにパン講座を開いてくれている川口さん、料理教室の矢野さん、その他ここには書ききれませんがお世話になっているたくさんの方々にお礼を言いたいと思います。出版の機会をくださった、本の泉社の比留川洋さん、編集を手伝ってくれた石井栄子さん（彼女もめぐみ助産院で3児を産みました）、なんどもめぐみ助産院に来て素敵な写真を撮ってくれたＭｉｋａさん、オシャレに本を仕上げてくださった大野佳恵さんにもお礼を申し上げます。

そして、私が落ち込んでいるときも常に励ましてくれた4人の子どもたち、純一、郁美、美里、恵美にも感謝の気持ちを伝えたいと思います。いつも本当にありがとう。そして、これからもよろしく。

２０１３年11月　小松　とし子

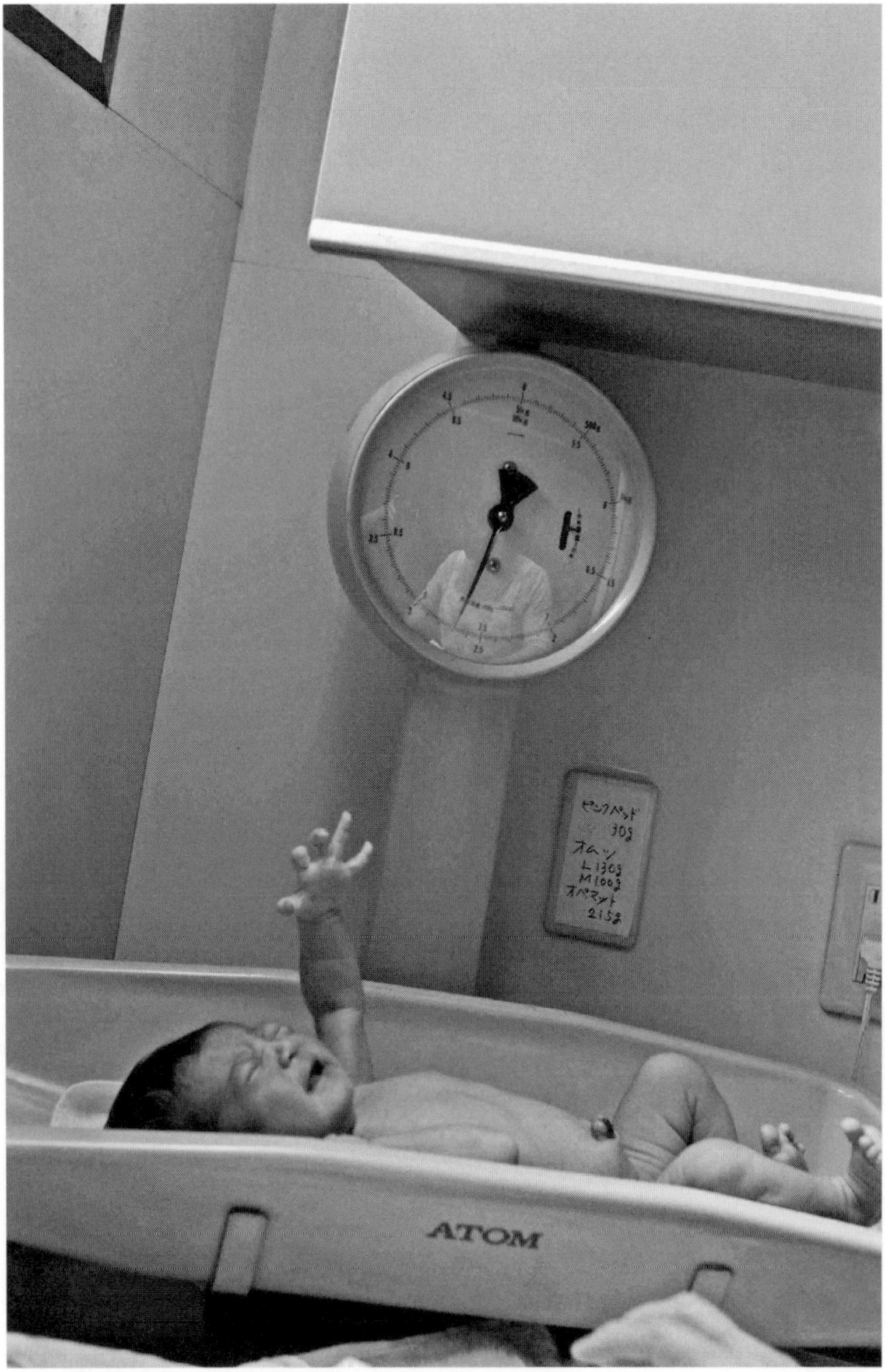
ピンクパッド
30g
オムツ
L 130g
M 100g
オペマット
215g
ATOM

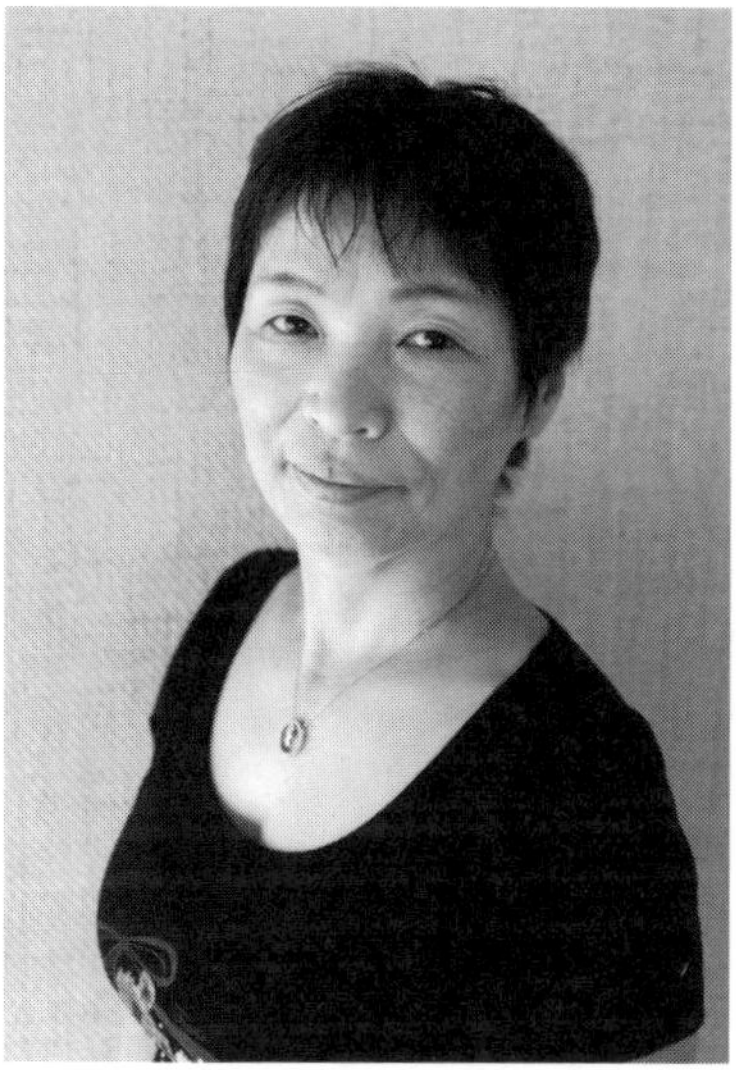

小松 とし子
1954年、石川県生まれ。看護師として働きながら、助産師の資格を取得。警察病院で助産師として経験を積んだのち、女性たちに、自分らしい出産をしてほしいと願い、一口10万円ずつの出資を募り、1990年2月にめぐみ助産院を開業する。開業助産師として多くの赤ちゃんをとりあげるかたわら、助産師学校で講師を務めるなど、後進の指導にもあたっている。
【連絡先】埼玉県新座市野火止6－15－10
電話 048－478－4489

編集協力／石井 栄子　ＤＴＰ・装丁デザイン／大野 佳恵
写真／ Mika Hayashi　イラスト／小松 恵美

自然に産むってどういうこと？
―これからママになる人に伝えておきたい大切なこと―

2013年11月16日　初版第1刷発行

著　者　小松 とし子
発行者　比留川 洋
発行所　株式会社 本の泉社
〒113-0033　東京都文京区本郷2－25－6
ニューライトビル1F
TEL.03-5800-8494　FAX.03-5800-5353
http://www.honnoizumi.co.jp/
印　刷　音羽印刷株式会社
製　本　株式会社 村上製本

ISBN978-4-7807-1128-8 C5077